Nicht impfen, was dann?

Dr. Friedrich P. Graf

Hinweis

Ärzte entscheiden **nicht** über Impfungen, sondern empfehlen diese und halten sich in Deutschland an die Vorgaben der STIKO (Ständige Impfkommission, Robert-Koch-Institut, Berlin). Impfungen sind Körperverletzungen, für die Sie eine Einwilligung geben müssen. **Es entscheiden Sie**, die Betroffenen, nachdem Sie durch Aufklärung über Nutzen und Risiken informiert worden sind. Impfungen sind freiwillig! **Der Arzt hat das Selbstbestimmungsrecht des Patienten zu achten** (§1 der Berufsordnung der deutschen Ärzteschaft). Die individuelle Entscheidung, für sich und Ihre Kinder keine Impfungen anzunehmen, ist zu respektieren
Mit dieser Schrift möchte ich den Ängsten und Verunsicherungen entgegentreten, die den Impfgegnern oft und unnötigerweise von ärztlicher Seite gemacht werden. Mit Umsicht und Selbstverantwortung kann man durchaus und mit vielen Vorteilen ein völlig impffreies Leben wagen. Nur: es verlangt von Ihnen Initiative und Durchhaltevermögen, **Sie müssen es wollen!**
Die Alternativen sind sehr einfach und schließlich so selbstverständlich, dass man sich fragt, warum man nicht schon vorher daran gedacht und darauf eher vertraut hat.

sprangsrade verlag

Verfasser:
Dr. Friedrich P. Graf
Jägerwinkel 59
24214 Gettorf

Unveränderte Auflage 10-2024
Printed in Germany.

D-24214 Gettorf
www.sprangsrade.de

Buchgestaltung: Josefine Graf, Kiel
Satz und Druck: Druckzentrum Neumünster GmbH

ISBN: 978-3-934048-04-1

Inhaltsverzeichnis

I. Einführung

Nach der Veröffentlichung der von mir verfassten Schrift über „Die Impfentscheidung“ (1) und die Darstellung der in der Praxis zu beobachtenden Folgeerscheinungen nach Impfungen sind unzählige Anschlussfragen an mich herangetragen worden. Diese Gespräche nehmen inzwischen einen nicht unbeträchtlichen Raum außerhalb der Praxis und am Telefon ein. Zu tief wurzelt bereits in vielen Menschen die Vorstellung, ohne Impfung nicht alt zu werden oder zu hohe Lebensrisiken einzugehen.

Wer Impfungen nicht annehme, verweigere sich dem medizinischen Fortschritt, so eine häufig zu hörende Meinung. Und schließlich sind weltweit Impfungen derart verbreitet und akzeptiert, dass viele bereits im Vorfeld der Diskussion kategorisch jeden Gedanken an Impfkritik von sich weisen. Es könne doch nicht sein, dass eine so überwältigende Einigkeit in der Impffrage falsch sei! Unvorstellbar sei der Gedanke, dass hier die gesamte Menschheit hintergangen und für dumm verkauft werde.

Der Riss mit konträren Positionen geht häufig quer durch die Familien, zuweilen gar durch die Paarbeziehungen. Immer wieder berichten mir Mütter, die sich mit der Impfentscheidung so sehr quälen, dass der Vater des Kindes klare Forderungen nach den Impfungen stelle und sich weigere, kritische Schriften zu lesen. So halten sich Kinderärzte gern an solche Väter, um den Druck auf die verunsicherte Mutter zu erhöhen. In der Praxis wird das Thema immer „schmutziger“ gehandhabt. Der Druck wird kontinuierlich erhöht. Die Entscheidung für eine Impfung darf nicht mehr in Frage gestellt werden. Wer hat schon den Mut, sich gegen den Strom zu stellen? Welches Schulkind hält es aus, sich in dieser Frage von der übrigen Klassengemeinschaft abzugrenzen?

In absurder Weise und in Deutschland mit Unterstützung des neuen „Infektionsschutzgesetzes“ werden Ungeimpfte diskriminiert, als Risiko für Geimpfte bezeichnet und immer häufiger von Gemeinschaftsveranstaltungen wie Schulbesuchen, Klassenfahrten oder Ausflügen ausgeschlossen. Der Schüleraustausch in andere Länder kann zu einem Spießrutenlaufen werden. Praktika in Krankenhäusern, im Notfalldienst, Kindergärten oder Altenheimen werden ohne Impfungen einfach blockiert, bestimmte

Berufswege de facto ausgeschlossen, das Impfen zu einer Gewissensfrage hochstilisiert.

Es braucht viel Kreativität und Phantasie, um sich heute ungeimpft durch das Leben zu schlängeln. Man lege sich ein dickes Fell und die stabile Überzeugung zu, dass es sich lohnt, auf alle Impfungen zu verzichten und sie von sich fern zu halten! Diese Entschiedenheit kann nur die ungeimpfte Person vermitteln, häufig das eigene Kind, das man so überzeugend gesund und unkompliziert aufwachsen sieht. Für in der Impffrage sensible Ärzte erschließt sich durch genaue Beobachtung dieser Personen in der Praxis bald auch ein Weg zu dieser Überzeugung. **Die Anamnesen, die Krankenvorgeschichten, von komplett und konsequent ungeimpften Personen sind regelmäßig die leersten.** Selten sieht man bei diesen Personen im Lebensquerschnitt größere Probleme mit der natürlichen Gesundheit.

Umgekehrt erschüttern die Beobachtungen von Geschädigten nach den gängigen Impfempfehlungen. Nach allen öffentlichen Beteuerungen dürfte nach Impfungen ja kaum etwas passieren. Nur durch die gewissenhafte Prüfung von Impfdaten und Anschlusserkrankungen können Übersichten von vermuteten Zusammenhängen gewonnen werden. Diese Arbeit unternehmen Homöopathen mit ihren Anamnesen. Daher die Miterwähnung dieser medizinischen Besonderheit im Folgenden. Am Ende dieses Buches werden Hilfestellungen aus der Homöopathie, eine Hausapotheke mit Anwendungshinweisen für Interessierte, zusammengestellt.

Eine wissenschaftliche Beweisbarkeit von Schäden gibt es nicht, nur die Plausibilität der Nähe zum Impfereignis. Es blüht der Markt der bloßen Behauptungen. Öffentliche Diskussionen über das Pro und das Kontra der Impfungen sind unergiebig, führen zu emotionalisierten Debatten. Der wesentliche Unterschied ist: Das Pro wird mit aufbereiteten Statistiken pseudowissenschaftlich verbreitet, das Kontra rührt aus der Not der Betroffenen und der Beobachter, die diese Not erkannt haben. Überzeugend ist lediglich die andere, positive Lebenschance und Entwicklung der Personen, die sich **keine einzige** Impfung haben zufügen lassen - hier liegt das stärkste Argument!

Impfungen sind ein klassisches Instrument einer gesellschaftlich organisierten Fürsorge, eine **Krankheitsvermeidungsstrategie**. Darüber hinaus geht die individuelle Fürsorge, die **Gesunderhaltungsstrategie** der Eltern sich selbst und ihren Kindern gegenüber. Idealerweise sollten beide

Strategien kompatibel und miteinander zu verbinden sein. Sie sind es leider immer weniger. **Impfungen machen obligat krank!** Wie sehr, das ist in unserer Zeit zu einer Frage der feineren Beobachtung, des genaueren Hinsehens und der Biografiearbeit an jedem Kranken geworden, und erschließt sich nur demjenigen, der sich darauf einlässt!

Wie soll eine Gesunderhaltung gelingen, wenn diese durch Impfungen in ungünstige Bahnen geführt wird? Das heute „normale" Krankheitsspektrum von Infekthäufungen, Allergieausbrüchen, Rheuma und Krebs wird einfach als gegeben und zeitgemäß erklärt. Es sei der hohe Preis des modernen Lebens, der Hygiene, der Umweltverschmutzung und des hohen Lebenstempos, dass wir derart erkranken, so wird den besorgten Eltern oder den Erkrankten immer wieder erklärt. Und wenn das nicht ausreicht, dann sind es eben die Gene, die daran schuld seien. Es folgt prompt das Versprechen, es werde nur noch kurze Zeit dauern, bis man mit der Gentechnik so weit sei, um effektiv helfen zu können.

Die moderne Wissenschaft kennt immer noch nicht das dynamische Abwehrsystem, in das sie hineinspritzt. Das Gehirn, das mit Aluminiumionen aus den Impfpräparaten und durch Entzündungsreaktionen auf die Impfstoffe geschädigt wird, ist ebenfalls unentschlüsselt. Wie wird es in einigen Jahrzehnten bedauert werden, dass wir heute mit derart groben Methoden wie den Impfinjektionen uns selbst beschädigt haben! Es wird ähnlich belächelt werden wie heute die Absichten von Ärzten vor 50 Jahren, mit Antibiotika Viren zu bekämpfen oder mit Röntgenstrahlen Warzen zu beseitigen.

Impferfolge werden mit Statistiken belegt, die überwiegend von den Firmen erstellt werden. Abgesehen von der Manipulierbarkeit dieses Instruments sind für den einzelnen Menschen die Ergebnisse zu anonym und nur begrenzt nutzbar in seiner individuellen Risikoabschätzung. Die wesentliche Frage, die sich dann ergibt, ist: Was kann ich für meine Kinder und für mich tun, um nicht zu dieser Statistik der wahrscheinlichen Lebensrisiken zu gehören?

Denn eines muss festgehalten werden: *Für ein gut genährtes, gut familiär versorgtes und behütetes, nicht geimpftes Kind bestehen die geringsten Gefahren für und durch Krankheiten und noch weniger für sich daran anschließende Komplikationen.* Für diese Personen kommen die Statistiken nicht mehr in Frage. Um es deutlicher hervorzuheben: Diese Kinder sind von den nicht tolerierbaren Komplikationen gängiger Krankheiten durchwegs verschont.

Das Gegenwartsproblem beginnt mit der Frage der Beobachtung, der Erfahrung und der Beurteilung gängiger Kinderkrankheiten, über die Ärzte von heute kaum mehr verfügen, da sie fast durchweg geimpfte Personen mit anderen „modernen“ Problemen zu Gesicht bekommen. Ältere Ärzte wiederum sind befangen, da sie häufig noch von den Erinnerungen der Nachkriegszeit geprägt sind und mit den negativen Folgen der bis 1976 gesetzlich vorgeschriebenen Pockenimpfung konfrontiert wurden. Mit der Beendigung dieser zweimal durchgeführten Impfung hat sich das Krankheitsspektrum von Kindern und Jugendlichen allmählich verändert: Es kam seither in Europa keine größere Polioepidemie mehr vor, und die früher so zahlreichen Blinddarmentzündungen und -operationen sind extrem selten geworden. Die Komplikationsraten durch die Kinderkrankheiten sind seitdem ebenfalls erheblich zurückgegangen. Früher war der Blinddarm der häufigste Grund, Kinder zu operieren. Heute steht die Entfernung der Adenoide (der „Polypen“) im Rachen an der ersten Stelle. Gab es früher noch viel häufiger eitrige Entzündungen von Wunden oder der Mandeln, so sind es heute die Varianten der Allergien, die uns Ärzte vorrangig beschäftigen.

Mit diesem hier vorliegenden Buch sollen nun die häufigsten und berechtigten Unsicherheiten bezüglich der Frage, ob und wie man denn ohne Impfungen heute leben könne, behandelt werden. Es geht mir nicht einfach um die Frage: „Impfen - ja oder nein?“. Jeder Einzelne kann für sich und seine Angehörigen eine Menge aktiv tun, damit das Leben ohne Impfungen nach menschlichem Ermessen noch vorteilhafter und schadensfreier verläuft, als es ohnehin allein schon durch den Impfverzicht verlaufen würde. Diese Überlegungen und Empfehlungen stehen in dem hier vorliegenden Buch im Vordergrund.

Impfungen sind ein Angebot, das man bei Bedarf nutzen kann - aber nicht muss! Es kann im Verlauf des Lebens die eine oder andere Impfung überlegt werden, die sogenannten Indikationsimpfungen (wie gegen Hepatitis B oder gegen Röteln), die unter bestimmten Konstellationen diskutierbar sind. *Leider wird der Vorteil des Nichtgeimpftseins mit jeder Einzelimpfung vergeben. Es hat offensichtlich der völlig unbeschadete Mensch den größten Lebensvorteil.* Diese Behauptung entnehme ich den

Beobachtungen in der Praxis mit Ungeimpften. Daher soll jede Alternative überlegt werden, um immer wieder eher den Impfverzicht zu bevorzugen.

Bei den nachfolgenden Ausführungen über alternative Möglichkeiten werden manche Angebote und Empfehlungen überzeichnet, gar lebensfern erscheinen. Manches wird dem Leser zu idealisierend oder unzeitgemäß klingen. Das mag aber auch den Hinweis darauf geben, wie sehr wir uns durch moderne Lebensumstände, durch Medieneinflüsse, durch Arzthörigkeit, durch Glaubens- und Religionsverlust vom natürlichen Weg haben abbringen und weitgehend unbewusst in Gefahr für unsere Gesundheit haben führen lassen.

Ungewöhnliche Entscheidungen führen zu ungewöhnlichen Wegen und bringen unerwartete Konfrontationen. So anstrengend es sein mag - selbst das ist ein Teil einer individuellen Abwehrsteigerung und eines Selbstbewusstseinsgewinns. Das Ziel könnte ein authentisches, bewusstes Leben sein, so wie Kinder es uns von Natur aus vormachen. Allein dadurch entfallen innere Gründe für schweres Kranksein.

II. Kurzfassung der Alternativen zum Impfen

Die Alternative zum Impfen ist das Nichtimpfen! Keine einzige Impfung benötigt hier und heute ein Kind bis zu dem 15. Lebensjahr. Danach kann man allenfalls noch über die Hepatitis B- oder die Rötelnimpfung für Mädchen diskutieren. Aber die unvergleichlich guten Erfahrungen des vollständigen Ungeimpftseins (siehe Salzburger Eltern-Kind-Studie, www.impfkritik.de) wird man dann kaum aufgeben wollen, und das mit Recht! Nur: vorstellen kann sich das heute kaum mehr jemand!

Impfungen sind in 2018 ein Massenprojekt der wohlhabenden Staaten. Wohlstand genießen die Länder, die zugleich die Ideale von freiheitlichen Menschenrechten und Demokratie als politisches System hoch halten. Impfungen sind „kommunistische" Maßnahmen: Alle erhalten die gleiche Dosis und das gleiche Präparat zu willkürlichen Zeiten. Impfzwang passt zu diktatorischen, totalitären Systemen. Heute erleben wir in unserem Land den indirekten Impfzwang, der ausgeübt wird durch einseitige Information, durch Angstauslösung, durch Appelle an soziale Verantwortung und durch ständige Aufforderungen. Oder es wird den Impfunwilligen der Zugang zu Ausbildungsstätten und Berufsausübungen versperrt. Die Berufsorganisation der deutschen Ärzteschaft forderte auf dem Ärztetag 2007, den gesetzlichen Impfzwang einzuführen! Wo leben wir eigentlich?

Impfungen sind als Injektionen Körperverletzungen und als solche unnatürliche Fremdkontakte, krankmachend zu einer willkürlich festgesetzten Lebenszeit, ohne Gesundheitsgewinn, lediglich gedacht zur Verhinderung spezieller Krankheiten, und zwar ausschließlich Infektionskrankheiten. Es sollte gemäß unserem Anspruch an Menschenrechte und Demokratie selbstverständlich sein, dass Impfprobanden über Vor- und Nachteile neutral und interessenunabhängig aufgeklärt werden müssen, damit diese dann selbst entscheiden können, ob sie sich darauf einlassen möchten. Eltern entscheiden dies für ihre Kinder. Bis heute gibt es in Deutschland keine Impfpflicht, sodass es jedem frei steht, Impfungen anzunehmen oder abzulehnen. Im §1 der ärztlichen Berufsordnung steht eindeutig und unmissverständlich:

"Der Arzt hat das Selbstbestimmungsrecht des Patienten zu achten!"

Es muss betont werden, dass das Impfthema emotional diskutiert und durchgesetzt wird, denn es gibt keine klaren wissenschaftlichen Grundlagen, kein ausreichendes Wissen über Impfungen. Weder weiß man genau, was nach der Injektion im Menschen alles passiert, noch überblickt man die Langzeitrisiken. Bis heute und seit über 100 Jahren verweigern die Verantwortlichen der Impfbefürwortung (in Deutschland ist es die „Ständige Impfkommission", STIKO) Studien, die den Schaden durch Impfungen eindeutig klären könnten, Studien, in denen ausschließlich ungeimpfte mit geimpften Personen verglichen werden. Diese Untersuchungen müssten mit jeder Neueinführung von Impfungen erfolgen. Es gibt genügend Impfverweigerer in unserer Gesellschaft, die als Vergleichsgruppe herangezogen werden könnten. Wenn denn in seltenen Fällen Ergebnisse aus Untersuchungen von Geimpften im Vergleich zu Ungeimpften vorliegen, zeigen diese stets die erheblichen Nachteile durch das Impfen auf (2, 3). Es ist nach meinen Erfahrungen auch nichts anderes zu erwarten.

Es gibt in den Industriestaaten ein dramatisches wirtschaftliches Interesse am Pharmageschäft, das die Allianz von Politikern, Ärzten und Medien erklärt. Zu viele profitieren davon. Dabei wird in jüngster Zeit erschreckend viel unkritisch hingenommen: Eine mehr als zweifelhafte und in der beabsichtigten Wirkung unbewiesene Impfneueinführung wie die HPV-Impfung wurde von der STIKO voreilig zu einer „empfohlenen" Impfung erklärt und kostet nun die Krankenkassen so viel (450 € für 3 Dosen) wie die 6-fach-Impfung und die MMRV-Impfung zusammen (4). Oder es wurden Impfungen gegen Pneumokokken und Meningokokken aus den USA übernommen, die Serotypen enthalten, die bei uns kaum vorkommen (5). Die Pneumokokkenimpfung ist ebenfalls mit 250 € (für die Basisimmunisierung) sehr teuer. Die großen Pharmakonzerne agieren global, die nationale Politik fügt sich überraschend. Das lässt gemeinsame Interessen vermuten. Das soziale Netz in unserem Land beginnt zu reißen, wenn man zu den Folgekosten das überdurchschnittlich häufige Erkranken nach Impfungen hinzurechnet! Es verwundert schließlich nicht, dass man zu hören und lesen bekommt, dass selbst einige Entscheidungsträger der STIKO in Pharmafirmen involviert sind und auch finanzielle Zuwendungen erhalten, was nach den Satzungen dieses Gremiums so nicht sein dürfte (6). Aber wem kann man nun noch trauen? Geht es hier doch um Körperverletzungen!

Die Mehrheit der Impfungen muss dem individuellen Selbstentscheid überlassen bleiben, da es bei der Entscheidung weder soziale Verantwortung, noch die Verhinderung von Epidemien und auch nicht die Ausrottungsmöglichkeiten der Erreger zu berücksichtigen gilt: Dies sind die Impfungen gegen Tetanus, Diphtherie, HiB, Meningo-, Pneumokokken, Tuberkulose, Grippe, FSME, Hepatitis A, Rotaviren, HPV, Cholera, Typhus und Tollwut.

Impfungen gegen ansteckende Krankheiten mit Seuchengefahr werden international über die WHO (Weltgesundheitsorganisation) angeregt und als „soziale“ oder politische Impfungen gesehen: Das sind Impfungen gegen Pocken, Poliomyelitis, Masern, Mumps, Röteln, Windpocken und Gelbfieber. Das Problem dieser Empfehlungen liegt in den unterschiedlichen geographischen und wirtschaftlichen Bedingungen der Länder dieser Erde. Denn in den gut versorgten Wohlstandsstaaten sind die typischen Kinderkrankheiten Masern, Mumps, Röteln und Windpocken ungefährlich geworden (auch wenn seit Einführung der Impfungen diese bewusst als gefährlich dargestellt werden, was sie schon davor nicht mehr waren). Im Gegenteil: Mit dem Zurückdrängen der Kinderkrankheiten durch Impfungen nehmen die verschiedenen chronischen Krankheiten einer geschädigten Abwehr zu, das sind die Allergien (wie der Heuschnupfen, die Neurodermitis, das Asthma bronchiale), das Rheuma, die Autoimmunkrankheiten und das Krebsleiden. Diese Krankheiten stellen heute die gesundheitlichen Herausforderungen unseres Landes dar und erfordern zur Verhinderung von Geburt an umfassende Konzepte jenseits der Impfungen. Diese vermissen wir bis jetzt! Dabei wissen wir um die Qualität des Fiebers und der frühen Kinderkrankheiten, Allergien zu verhindern oder zu bessern und Krebs zu reduzieren (7).
Ein einfaches Beispiel, das sich heutzutage immer drängender stellt:

Es bekommt heute in Europa jedes 500. Kind bis zum 15. Lebensjahr die Krebserkrankung, und jährlich nimmt diese Rate um 1% kontinuierlich zu (8). Die Hälfte dieser Kindertumore sind zerstörerische Erkrankungen der Abwehrorgane (Leukämien und Lymphome). Andererseits: Böse Zungen behaupten, dass jedes 500. Kind durch Masern schwere Hirnschäden bekomme und jedes 4. dieser Kinder bleibende Schäden oder den Tod erleide. Unerwähnt bleibt, dass diese Zahlen aus dem Jahr 1952 stammen und in Kanadisch-Alaska ermittelt wurden (9), Verhältnisse, die keineswegs auf uns heute zutreffen. Mit diesen ungünstigen Ergebnissen konfrontiert man heute in Deutschland Eltern, um sie zur Masern-Impfung ihrer Kinder zu bewegen. Wenn nun schon lange bekannt ist, dass in der Kindheit durchgestandene Masern nachweislich das Risiko Krebs reduzieren helfen, werden andere Lebensplanungen interessant! Provokant könnte man heute rein statistisch die Frage formulieren:

Krebs oder Masern? Wollen Sie lieber das Krebsrisiko durch Impfung erhöhen oder das Masernkomplikationsrisiko nach Impfverzicht für ihr Kind eingehen?

Wenn Eltern dann noch erfahren, dass 1960 in Deutschland nur 1 von 50.000 Kindern bei Masern die Gehirnkomplikation und 1 von 200.000 bleibende Schäden oder den Tod erlitt - Zahlen, die heute noch günstiger zu erwägen sind - dann wird die Entscheidung gegen diese Impfung verständlich.

Es ist die Fähigkeit der Kinder zu fiebern, die als eine wesentliche Qualität der Gesundheitsförderung angesehen werden kann. Fieber zuzulassen, sinnvoll zu begleiten, um den Nutzen zu erfahren, das ist eine der ganz wichtigen Alternativen. Auch Wöchnerinnen und Stillende können sehr gut und hoch fiebern. Akutes Fieber ist nicht die Krankheit, sondern die Fähigkeit, Krankheit zu bewältigen und langfristig gewinnbringend zu nutzen. Nur: Allergiker und Krebskranke können nicht mehr richtig fiebern. Erlauben Sie sich also noch die saisonalen Grippen, um diese Fähigkeit wieder zu erlernen!

Impfungen tragen zu der Bewältigung der Allergien oder der Krebserkrankung nichts bei, sind nicht von Vorteil, vielmehr kommt den Impfungen ein unbestimmter aber gewisser Anteil an der Auslösung dieser „modernen Seuchen" zu. Impfungen werden gegen Infektionskrankheiten, gegen Krankheitserreger angeboten. Allergien und Krebs haben keine Erreger nötig, hier können Sie sich nicht mehr anstecken.

Kinder bis zum 15. Lebensjahr benötigen bei ernster Prüfung keine einzige Impfung! Im ersten Lebensjahr wächst der Säugling gewaltig, verdreifacht sein Körpergewicht, differenziert sein Nervensystem, bis er mit drei Lebensjahren laufen, sprechen und „ich" sagen kann. In diesen ersten 3 Jahren hat der Mensch noch keine rationale Erinnerung, aber sehr wohl ein emotionales Gedächtnis. Der ganze Nervenreifungs- und Wachstumsprozess ist eng gekoppelt an die Fürsorge und Berührung des Kindes. Ich beschreibe diese Zeit gern als die *Fundamentbildungszeit* des Kindes: ein tragfähiges Fundament für das gesamte Leben wird aufgebaut. Die frühen Lebenserfahrungen entscheiden über das Wohlbefinden bis zum Tod, das sich an den frühen Mustern orientiert. Spätere chronische Krankheiten haben neben der genetischen Komponente ihre wesentlichen Wurzeln in diesen ersten Jahren.

Am Lebensanfang ist der Mensch sehr verletzlich. Ein Anliegen vieler Impfungen ist das Zurückdrängen der infektiösen Gehirnerkrankungen. Die bakterielle Meningitis kommt am häufigsten im 1. Lebensjahr vor. Damit werden die frühen Impfungen gegen HiB, gegen Pneumokokken und Meningokokken begründet. Es sind jedoch nicht die Erreger, die häufig beim Kind in natürlicher Besiedlung vorkommen, für diese schwere Erkrankung verantwortlich. Vielmehr liegen Beschädigungen der Abwehr vor, die die Erkrankung nicht vom Nervensystem fernhalten kann. Das können die frühen Impfungen selbst bewirkt haben, denn bei völlig ungeimpften Kindern kommt diese schwere Komplikation praktisch nicht vor.

Das Impfen gegen die bakterielle Meningitis wird immer absurder, wenn nun Impfungen gegen immer mehr Erreger angeboten werden. Das ist erstens keine erfolgversprechende Strategie gegen diese Erkrankung generell, und zweitens gibt es das Phänomen des „*Replacement*“: Ist ein Erreger eliminiert, steht der nächste bereit, die gleiche Krankheit hervorzurufen.

Statt sich auf Impfungen einzulassen, sollte der „Nestschutz“ ernst genommen und intensiviert werden, der hier mehr Schutz bietet: Volles Stillen während der ersten 6 Monate, dann die allmähliche Zufütterung, dem Kind als Anlaufstation, Ruhepol, Liebe- und Wärmegeber zur Verfügung stehen, und das Kleinkind in dieser wichtigen, prägenden Zeit nicht in die Krippe abschieben! Dann werden ernste Krankheiten zur Ausnahme, und erst recht werden Komplikationen unwahrscheinlich.

Krankheiten wie Keuchhusten, Polio, Masern, Mumps, FSME, Rotavirusinfektion, Grippe, Hepatitis A sind in ihrem Verlauf generell abhängig von der Immunlage, sind überwiegend harmlos und werden nur wegen den seltenen unzumutbaren Komplikationen beimpft. Vom Lebensbeginn an sollte den Eltern das Recht vorbehalten bleiben, unter den gegebenen günstigen Zeitbedingungen sich mehr auf die Förderung der Immunkompetenz bei ihrem Kind als auf Impfungen einzulassen. Für Details verweise ich auf meine 3 Fachschriften (1, 10, 11), fasse hier nur kurz die wesentlichen Bedingungen für die Verbesserung der Abwehrfähigkeit zusammen:

- Eine selbstbestimmte Schwangerschaft und Geburt mit Arzneiverzicht
- Kontinuierliche Hebammenbetreuung mit wenigen Facharztbesuchen
- Eine intime Geburt: Es geht um die Betonung des Gesunden, um die Angstvermeidung und um die Distanz zur Medizintechnik. Schließlich muss vor den horrenden und immer noch zunehmenden Sektiozahlen (Kaiserschnittgeburt, Bundesdurchschnitt in 2007: 28%!) gewarnt und beschützt werden.
- Das Stillen mit gezielter Unterstützung und Ermutigung für volle 6 Monate, Umgang mit den Krisen und Verhinderung einer zu frühen Resignation. Nicht gestillte Kinder sind nicht schlechter dran, wenn alle anderen hier erwähnten Alternativen ernst genommen werden.
- Der Nestschutz mit kontinuierlichen Bezugspersonen in Rundumbetreuung 3 bis 4 Lebensjahre lang und keine Horte oder Krippen! Das ist nicht realitätsfremd, vielmehr ist die aktuelle Diskussion der Frühbetreuung für die betroffenen Kinder bedrohlich.
- Die Persönlichkeitsstärkung vom Beginn an über Zuwendung, Liebe, Positivverstärkung durch Lob, aber auch Nein-Sagen in Entschiedenheit, wo es angebracht ist. Stärkung des Kindes durch Herausforderungen und notwendige Überwindungen.
- Die Optimierung der Ernährung. Gute Orientierung gibt die Muttermilch als perfekte Nahrung für die Zeiten intensivsten Wachstums. 7:4:1 ist das Verhältnis von Kohlenhydraten zu Fetten zu Eiweiß. Biologische Qualität und Rohlinge (von der Industrie unbehandelte Lebensmittel) sind zu bevorzugen. Der Verzicht auf hocherhitzte Fette (Fritteuse) mit den schädlichen Transfettsäuren ist zu beachten. Kuhmilch nur zum Kauen (wie im Müsli) und nicht zum Trinken anbieten!

- Die geistige Ernährung beachten. 10 bis 12 Lebensjahre keine elektronischen Bildschirme, kein Fernsehen. Kinder lernen aus erster Hand durch Berührung, Spiel und Übung. Entscheidend wird die Kunst des Motivierens, denn Kinder lernen schnell, wenn das Interesse geweckt wird.
- geeignete Kindergärten und Schulen. Günstig sind der Waldkindergarten und dann Schulen mit attraktiven Angeboten. Privatinitiativen können gefragt sein.
- Der Umgang mit Fieber. Nicht die Bekämpfung, sondern die Unterstützung und vorteilhafte Nutzung sind notwendig. Danach wird die Immunisierung optimal sein. Das sind für Eltern heute Grenzerfahrungen, die sich lohnen.
- Die Selbstheilung voranstellen. Dazu zählt das Angebot Homöopathie ergänzt durch die Mittel der Naturapotheke. Mit den Homöopathika wird die Selbstheilung unterstützt, um Heilungen und Immungedächtnis zu erzielen. Durch das Durchlaufen von zumutbaren Erkrankungen werden unzumutbare verhindert! Krankheiten und ihre Bewältigung sind für eine gute Gesundheit wichtig.
- Ein Langzeitkonzept der Gesunderhaltung. Hier helfen die Erfahrungen und Beobachtungen von Medizinern seit Jahrhunderten. Nichts anderes formuliert die Homöopathie mit den „Miasmen“, mit den Zusammenhängen vom Gesundbleiben und Krankwerden durch Vererbung und Umwelt. Die Konsequenzen daraus sind vorrangig die Verhinderung von Unterdrückungen, die Vermeidung von Verdrängungen (in der Psyche) und die umsichtige Reduzierung von Umweltschäden durch Chemie, Physik und Medizin einschließlich Impfungen (Genaueres siehe in 10 und 11).

Diese Übersicht zeigt die Ideale zur Orientierung auf. Risikoschwangere und Risikokinder bedürfen gesteigerter Zuwendung und Betreuung, jedoch noch weniger irgendeiner Impfung.

Die Impfungen kurz in der Einzelansprache (1):

Nicht impfen - was dann?

(Deutschland / Zentraleuropa 2018)

Keuchhusten:	Ansteckung im 1. Lebensjahr verhindern
Polio:	nicht mehr vorhanden
Diphtherie:	zur Zeit nicht relevant
Tetanus:	Wundpflege; Ruhigstellung, Homöopathikum
HiB:	verzichtbar, wenn nicht geimpft wird
Pneumokokken:	wie HiB
Meningokokken:	wie HiB
Hepatitis A:	Hygiene wichtig, harmlose Krankheit
Hepatitis B:	Risiko beachten, Indikationsimpfung! (Blut, Sex, Milieu, gefährdete Neugeborene)
Masern:	Niedrigrisiko
Mumps:	Niedrigrisiko
Windpocken:	Niedrigrisiko
Röteln:	Nur Schwangerschaftsrisiko
FSME:	unbedeutend bei Niedrigrisiko
Grippe:	zumutbar
Rotaviren:	verzichtbar, Alternative Stillen
Pocken:	unbedeutend
Tollwut:	Distanz zu fremden Tieren
Gelbfieber:	politische Indikation einiger Tropenländer
Cholera:	planbares Niedrigrisiko
Typhus:	planbares Niedrigrisiko
HPV:	unsinnige Impfung
Tuberkulose:	zur Zeit kein Impfstoff vorhanden

Tabelle 1: Nicht impfen in heutiger Zeit

Nach dieser Übersicht sind die noch diskutierbaren Impfungen im Fettdruck hervorgehoben. Als Indikationsimpfungen mit besonderer Bewertung sind lediglich Hepatitis B (für gefährdete Neugeborene und Hochrisikobereiche) und Röteln (allein wegen des Schwangerschaftsrisikos) zu diskutieren. Die Gelbfieberimpfung wird für die Einreise in Tropenländer gefordert. Dort sollte man mit Kindern keinen Urlaub planen. Alle anderen Impfungen sind mit Umsicht verzichtbar und unnötig.

1. **Keuchhusten:** Darf im ersten Lebenshalbjahr nicht vorkommen und soll im 2. Lebenshalbjahr vermieden werden, danach zwar anstrengend, aber problemlos. Umsicht und Aufklärung zur Vermeidung der Ansteckung sind notwendig. Die Homöopathie kann gut helfen.
2. **Polio:** Zur Zeit in Wohlstandsländern nicht vorkommend. Ein Darmvirus, bei guter Ernährung und Immunlage kein Risiko. Nervensymptome nur bei 1 von 100 Erkrankten.
3. **Diphtherie:** Zur Zeit nicht vorkommend. Impfschutz zweifelhaft!
4. **Tetanus:** Ein durchgestandener Tetanus hinterlässt keine Immunität. Warum sollte das die Impfung leisten können? Diese Impfung ist als aktive wie auch als passive offensichtlich wertlos. Sinnvoller sind Wundreinigung und Wundversorgung, die absolute Ruhigstellung der Wunde und die Verhinderung der Entzündung. Gefürchtet ist der Nabeltetanus des Neugeborenen, der durch Hygiene vermieden wird. Tetanus ist bei Kindern seltener als ein Sechser im Lotto, deshalb praktisch belanglos.
5. **HiB, Meningokokken, Pneumokokken:** Wird generell nicht geimpft, sind auch diese Impfungen unnötig! Die Zukunft gehört nicht den Impfungen, sondern den allgemeinen Strategien gegen die Abwehrbeschädigungen.
6. **Hepatitis A** ist ein Reise- und Hygienerisiko; die Krankheit ist harmlos und gibt lebenslangen Schutz, die Impfung nicht. Hepatitis E ist ein ähnliches Problem, das Umsicht zur Verhinderung verlangt, denn eine Hepatitis E - Impfung gibt es nicht.

7. **Hepatitis B:** Diese Impfung braucht kein einziges Kind, sofern die Mutter seit der Schwangerschaft keine Ansteckungsquelle ist! Risikobereiche wie die Prostitution, die Homosexualität und der unsaubere Umgang mit Spritzen und Nadeln sind zu beachten.

8. **Masern, Mumps, Röteln, Windpocken:** Diese genetisch bei uns gut bekannten Kinderkrankheiten sollten weiter zugelassen werden. Durch gute Versorgung, Krankheitsbegleitung und Umsicht stellen diese Krankheiten heute eher eine Lebenschance als ein Lebensrisiko dar (siehe in 10).

9. **FSME:** Kein ungeimpftes Kind benötigt diese Impfung. Zecken müssen wegen des Borrelioserisikos (jede 3. bis 5. Zecke weltweit infiziert) generell früh entdeckt und entfernt werden, was auch vor der Ansteckung mit FSME (nur in Risikogebieten bei 1 von 300 bis 500 Zecken) bewahren kann.

10. **Grippe:** Wer sich auf diese Impfung einlässt, verschlechtert seine Immunlage nachweislich (13). Es ist für jedes Alter sinnvoller, sich in den Winterzeiten auf ausreichend Schlaf, Bewegung in frischer Luft, Sauna und gute Ernährung zu konzentrieren und im Krankheitsfall ins Bett zu legen.

11. **Rotavirusinfektionen:** sind unbedeutend, wenn voll und lange gestillt wird. Bei nicht gestillten Kindern sind Darminfektionen problematischer, aber durchwegs beherrschbar, notfalls mit Unterstützung durch Infusionen.

12. **HPV:** Diese als Antikrebsimpfung den jungen Frauen aufgedrängte Impfung ist unsinnig, da es bessere Strategien gegen Krebs generell gibt (11), als einzelne spezielle Krebsarten mit Impfungen anzugehen. Die Impfung kommt zu früh, ist in der versprochenen Wirkung unbewiesen und deshalb anzuzweifeln, ist viel zu teuer, ungünstig in den Nebenwirkungen, ändert nichts an dem Krebsrisiko für Frauen und macht die Vorsorgeuntersuchungen erst recht notwendig (14).

13. **Tuberkulose:** Die Impfung nützte nicht und schadete. Das ist seit 1972 erwiesen (2). Bis zu ihrer Abschaffung benötigte man in Deutschland 26 Jahre, bis 1998! Liegt eine gute Versorgungslage

vor, hat Tuberkulose keine Chance. Wegen der ungleichen Güterverteilung in unserer Welt ist die Tuberkulose nach wie vor die Krankheit der Armen und weltweit die häufigste chronische Infektionskrankheit. Wer sich eine zukünftige Impfung leisten könnte, benötigt sie gar nicht.

Entscheidende Vorteile behält allein der völlig ungeimpfte Mensch. Teilimpfungen sind riskant. Auch allgemein weniger gut versorgte Kinder weisen bei Impfverzicht günstigere Entwicklungen auf als heute üblich.

Impfungen gegen Infektionskrankheiten sind ein altes, immer stumpfer werdendes, kurzsichtig geplantes Instrument zur Krankheitsvermeidung. Diese aufgezwungenen Körperverletzungen haben den Menschen, die alle günstigen Vorraussetzungen für gute Gesundheit haben, neue und nun chronische, unheilbare Krankheiten zugefügt. Wer sich die Impfpässe nur noch anschaut, um Impfwiederholungen vorzunehmen, handelt heute fahrlässig. Denn in jedem Erkrankungsfall und besonders in den schweren, in jeder Anamnese gehören die Impfdaten mit in die Beurteilung, ob diese Injektionen von Schäden gefolgt sein könnten. Das fällt heute noch weitgehend aus. Man will es vielleicht nicht wissen, so wie man den krankmachenden Effekt der Impfungen im klaren Vergleich von Geimpften gegen Ungeimpfte ebenfalls nicht aufzeigen möchte. Ohne Impfungen lebt es sich heute eindeutig besser. Nach all den Angstkampagnen kann sich nur kaum jemand das heute vorstellen. Und Kinderärzte kennen kaum mehr die gesunde Normalität von ungeimpften Kindern. Ihr Blick für die „Normalität" heutiger Kinder ist ein gänzlich anderer.

III. Homöopathie

Die Homöopathie ist einer meiner Erkenntnis- und Behandlungswege, die jeder Mensch für sich nutzen kann! Daher beziehe ich dieses Angebot hier mit ein. Die ganze Impffrage kann aber auch völlig losgelöst und unabhängig von der Homöopathie entschieden werden. Keinesfalls möchte ich die Leser hiermit und subtil zu Anhängern dieser Therapie machen! *Homöopathie dient der Selbstheilung und damit im besten Sinne der individuellen Gesunderhaltung!* Nichts anderes. Allerdings ermöglicht die vom Lebensbeginn an konsequent und erfolgreich unterstützte Selbstheilung einen Verzicht auf andere Behandlungsangebote. Und das ist der heikle Aspekt, der Grund vielerlei Gegnerschaft. Denn: Wer kann schon etwas gegen die Selbstheilung einwenden? Verbote der Homöopathie sind aus dieser Sicht unsinnig, so wie man Selbstheilung nicht verbieten kann. Aber der Konsum der gängigen Pharmaprodukte wird entbehrlich und fällt aus! Was wäre, wenn wir heute nicht mehr die Mengen pharmazeutischer Produkte konsumieren würden, die uns zum Spitzenreiter des weltweiten Arzneiverbrauchs machen? Unsere Volkswirtschaft kann nicht auf Rohstoffe zurückgreifen und produziert immer weniger in diesem Lande. So haben in unserer Gesellschaft der Dienstleistungssektor Gesundheit und die mit diesem zusammenhängenden Zweige der Wissenschaft und Forschung eine ökonomische Bedeutung erlangt, die 1/5 der Volkswirtschaft einnimmt. Krankheit mit den dazugehörigen Hilfestellungen wie Diagnostik, Pflege, Pharmaprodukte, Medizintechnik und Impfungen sind herausragende Pfeiler unseres Wirtschaftslebens. *Da sind Selbstheilung, Homöopathie und mehr natürliche Gesundheit von Geburt an wirtschaftlich uninteressant und kontraproduktiv.* Schnell fällt der verächtliche Kommentar, dass man dann wie in Lambarene, der Wirkstatte von Albert Schweizer in Gabun (Afrika), handeln würde. Die unterentwickelten Länder hingegen haben nicht das Geld, diesen medizinischen Betrieb zu finanzieren. Wir sollen nach der Vorstellung der Pharmawirtschaft konsumieren und nicht auf die Idee kommen, ihre Produkte durch Alternativen zu verdrängen. Was schließlich besser oder lebensförderlicher ist, muss jeder für sich selbst entscheiden.

Es bleibt die Frage, was wir eigentlich für eine gute Gesundheit benötigen? Aus meiner Zeit der Hausgeburtsbegleitung sind mir die Fähigkeiten zur Selbsthilfe auch mit homöopathischer Unterstützung in guter Erinnerung. Wie wenig braucht es, um zu der eigenen Lösung zu kommen! Wenn man vom Lebensbeginn an dieses einfache Ziel anstrebt, mit den eigenen Fähigkeiten zum Erfolg zu kommen, dann werden immer seltener Notlagen verbleiben, für die man mehr Aufwand benötigt. Der Vorteil unserer Gegenwart ist, dass wir bei Bedarf jederzeit auf die High-Tech-Medizin zurückgreifen können. Menschlich gesehen wäre es allerdings besser, wir könnten darauf verzichten.

Um nun die realen Verhältnisse aufzuzeigen, welche konkrete „Bedrohung“ die Homöopathie und der Willen zur Selbstheilung oder zu einer pharma-unabhängigen Gesundung für unsere Wirtschaft bedeutet, verweise ich auf die niedrige Hausgeburtenrate von unter 2% in der Gegenwart. Ähnlich niedrig ist in diesem Land heute die Zahl der völlig ungeimpften Personen. Das ist ein „Erfolg“ der aktuellen Medizin. Bei Umfragen in der Bevölkerung kommt hingegen ein ganz anderer Wunsch zum Ausdruck: Wenn es ein ausreichendes Angebot an Homöopathie gäbe und die Kassen das auch bezahlten, würden über 70% der Befragten diese Behandlung vordringlich nutzen wollen.

Es soll hier nicht der falsche Eindruck entstehen, ich hätte grundsätzlich etwas gegen die Schulmedizin. Ganz im Gegenteil: Es gehört die konventionelle Medizin als Reparaturqualität an das Ende der Krankheit und nicht an den Anfang. Beide Verfahren gehören zusammen, müssten kooperieren. Erst kommt die verstärkte Selbstheilung zum Zug, und dann, bei Versagen, ergänzt die andere, die technisch orientierte Medizin. Aber dieser Streit schwelt schon seit über 200 Jahren.

Die Homöopathie gibt es seit 1796. Sie verfügt über Erfahrungen, die die stürmische und kurzlebige moderne Medizin bis heute überlebt haben. Das hat einfache und einsehbare Gründe.

Homöopathisch heilen (homoion pathos (griech.) = das ähnliche Leiden) heißt: Heilen mit der Ähnlichkeit.

Arzneien vielfältigster Herkunft (von Pflanzen, Tieren, Salzen, Metallen, sogar von Krankheiten, die Nosoden) können, wenn sie zu Selbstversuchen eingenommen werden, Beschwerden (Symptome) und Krankheiten im Körper und in der Psyche auslösen. Die durch die jeweilige Arznei bewirkten Besonderheiten werden seit über 200 Jahren zusammengetragen und in Arzneilehren beschrieben. Denn: *Was die Arznei auszulösen imstande ist, kann sie in Umkehrung der Wirkung beim Kranken beheben.*

Der zu Beschwerden und Krankheit gekommene Patient kann Ähnlichkeiten zu einem Arzneibild bieten. Das Symptomenbild der Arznei ist nicht gleich (identisch, isopathisch) mit dem des Kranken, sondern nur ähnlich (homöopathisch). Die Ähnlichkeit beschreibt eine zu erwartende Empfindlichkeit des Kranken für diese Arznei, die wir daher sehr verdünnt und verschüttelt (potenziert) anbieten können. Der Kranke wird durch das Homöopathikum provoziert, zeigt sich erregter (Erstreaktion) und reagiert nachfolgend (Zweitreaktion) mit der Auflösung der ähnlichen Symptome, die auch von der Arznei bekannt sind. Ist die Krankheit heilbar, wird diese in der Folgezeit aufgelöst. Denn der Behandelte ist nach der Arznei-Provokation in einen eigenen Reaktionsweg gelangt, im Zuge dessen er das Kranke ebenfalls zu lösen beginnt. Das ist die Absicht, das Ziel: Die eigenen Fähigkeiten anzuregen, die Überwindungskräfte hervorzulocken.

Folgende Besonderheiten zeichnen diese Therapie aus:

1. Homöopathie ist eine auf das Individuum ausgerichtete Reiz- und Reaktionstherapie.
2. Sie erfordert die individualisierende Befragung und Untersuchung.
3. Die jeweilige und überwiegend der Natur entnommene Arznei wird stufenweise verdünnt und verschüttelt (in C-Potenzen, C = Centum= 100, C1= 1:100. C6 und C30 werden hier in der Hausapotheke überwiegend empfohlen) und im Verdünnungsmedium (Milchzucker und dann Alkohol) verdichtet.
4. Ab der C 12-Potenz (= 12 -mal potenziert) ist keine Substanz und keine von dieser ausgehende Giftwirkung mehr zu befürchten. Andererseits ist ohne genaue Symptomenähnlichkeit auch keine Reaktionswirkung mehr zu erwarten!
5. Der Arzneireiz lässt die Lebenskraft und Selbstheilung zielgerichtet reagieren. Die eigene Antwort folgt der eigenen Befähigung, und nur diese kann echte Heilung bewirken.

6. Es kann nur das heil werden, was vollständig überwindbar ist, alles andere benötigt Kunsthilfe! Die Grenzen der Homöopathie: Was der Mensch nicht selber heilen kann, kann auch die Homöopathie nicht leisten.
7. Die homöpathische Arznei braucht nur eingangs und kurz gegeben werden. Nach eingesetzter Reaktion sind Wiederholungen schädlich und sollen unterbleiben, solange nicht die alten Beschwerden wiederkommen.

Die Arznei muss passen, muss ähnlich sein! Sonst geschieht so gut wie nichts. Wenn die Ähnlichkeit vorliegt, werden wir immer wieder von der Effizienz dieser Maßnahme für den Einzelnen überrascht und schließlich überzeugt. Das kann bei Verletzungen zu „bewährten“ Anwendungen führen, weil gewisse Verletzungsarten eine wiederkehrende, gleiche Symptomatik auslösen, die wenigen Arzneien ähnlich sind.

Das Entscheidende dieser Therapie ist die Provokation der Selbstheilung. Die Arznei selbst ist gering in der Dosis, die zustandekommende Empfindlichkeitsreaktion stimuliert zielgerichtet die eigenen Fähigkeiten. Diese Trainingsidee ist das alternative Ziel für die Förderung des Niedrigrisikos nichtgeimpfter Personen (und auch sich neu orientierender Geimpfter).

Sie können sich weiter in einem umfassenden Homöopathiebuch über Kinder von mir (10) informieren oder einfach und unkompliziert die hier später erwähnten Empfehlungen nutzen. Die Arzneien können in Apotheken bezogen oder als kompakte „Hausapotheke“ aller hier erwähnten Arzneien (siehe Hinweise am Ende) beschafft werden.

Homöopathika sollen „nüchtern“ (mindestens 15 Minuten vor oder nach den Mahlzeiten) verabreicht werden. Verlangen Sie ausschließlich Globuli. Das sind Rohrzuckerkügelchen, die oberflächlich mit der Arznei bespritzt worden sind. Diese Arznei ist alkoholfrei und wird von Kindern gern genommen. Sie bestellen die jeweils angegebenen Potenzen. Davon geben Sie drei Globuli in den Deckel der Flasche, das heißt, ohne die Globuli selbst zu berühren, und schütten diese auf die vorgestreckte Zunge des Betroffenen. Die Globuli sollen im Mundraum langsam zergehen. Eine Wiederholung kann am gleichen Tag noch zweimal erfolgen, wenn die Notlage es erfordert. Bei ausbleibender Besserung sind Rücksprachen notwendig. Vermeiden Sie Arzneimischungen! Es leiden die Beurteilbarkeit der Einzelarzneien, die Wirkungen und die Erfahrungen! Sie würden sich auch nicht in einen Raum setzen, in dem mehrere Radios mit verschiedenen Sendern laufen.

Die Homöopathie unterstützt die Optimierung der eigenen Leistung, die Gesunderhaltung vom Lebensbeginn an. Wer sich damit selber heilt und seine Fähigkeiten steigert, benötigt die Ärzte und die moderne Medizin immer weniger. Das spart zwar Kosten ein, wird aber offiziell nicht gefördert unter dem Vorwand der Unwissenschaftlichkeit dieser Methode. Die sehr preiswerten homöopathischen Arzneien können, wenn sie angezeigt sind, gefahrlos Schwangeren, Kindern und allen Kranken gegeben und gar bevorzugt werden. Durch diese „Eingangsmedizin" erübrigen sich häufig Gaben von nebenwirkungsreichen gängigen Medikamenten, die nicht nur teuer sind und Giftwirkung bringen, sondern auch Selbstheilung behindern, weil sie durch die Dosis Wirkungen erzwingen und eigenes Reagieren eher behindern oder unterdrücken.

Impfgegner müssen wissen, dass nicht nur ihre Einstellung zu den Impfungen, sondern auch ihre alternativen Vorstellungen zur Gesunderhaltung und zu Therapien wie der Homöopathie abgelehnt werden. Es macht wenig Sinn, ein Arzt-Patienten-Verhältnis einzugehen, in dem Sie nur Vorwürfe, Vorschriften, Missmut, Ablehnung und gar Angstauslösung („Es könnte ja .... das Schlimmste passieren!") erfahren.

Zuletzt noch eine häufig gestellte Frage: Gibt es „homöopathische Impfungen" als Alternative, wie in manchen Schriften behauptet wird? Ganz klar: Nein!

Impfungen sind „isopathische" Arzneien, also nicht ähnlich, sondern identisch mit der Krankheit oder ein stofflicher Teil dieser selbst. Zur „homöopathischen Impfung" werden „Nosoden" empfohlen, das sind Arzneipräparationen aus den typischen Krankheitsprodukten, die in Hochpotenzen von C 200 an und aufwärts gegeben werden. Da ab der C 12 (das sind 12 mal durchgeführte Verdünnungen und Verschüttelungen im 1:100 Verhältnis) keine Moleküle der Ausgangssubstanz mehr in den weiteren Präparationen bis zur C 200 vorliegen, kann nur eine ähnliche Empfindlichkeitsbeziehung helfen. Diese kann bei einem Gesunden, der sich auf ein Risiko vorbereiten möchte, nicht erwartet werden, da es keinen Kontakt vorher jemals gegeben hatte. Es könnte eine Empfindlichkeit zu einer Nosode allenfalls bei einer Person vermutet werden, die mit der zur Nosode gehörenden Krankheit intensive Erfahrungen gemacht hat oder mit Folgeschäden aus dieser Krankheit hervorgegangen ist. Dann läge eine Behandlung nach der Krankheit vor. Das ist etwas grundlegend anderes als die Einnahme davor.

Da vieles an der Homöopathie so unerklärlich ist, können Sie dennoch die entsprechende Nosode **vor** einem Erkrankungsrisiko einnehmen - nur: verlassen Sie sich nicht auf diese Maßnahme im Sinne eines Schutzes!

Fazit: Wer Selbstheilung und Gesunderhaltung ohne Impfungen anstrebt, kann die Homöopathie vorteilhaft für sich nutzen. Nur eigene Fähigkeiten werden stimuliert. Das können selbstverständlich auch Geimpfte in Anspruch nehmen.

IV. Grundlegendes zu den Impfungen

1. Impfungen und Krankheitsvermeidung

Der Paradigmenwechsel der modernen Medizin im 19. Jahrhundert von der Säftelehre des Hippokrates zu der Erregertheorie brachte in Konsequenz den „Krieg“ gegen Pilze, Bakterien und Viren auf den Weg und dann auch das Impfkonzept, das sich gegen Erreger richtet, die man als Auslöser von Krankheiten ansieht. Gegen Ende des 20. Jahrhunderts begann eine ökologische Entwicklung, die als Antwort auf die ausufernde Desinfektion von Keimen als notwendige Korrekturbewegung überfällig war. Seit es Evolution von Leben gibt, steht der Mensch in innigem Kontakt mit seiner Umwelt und allen diesen Kleinstwesen, die mal nützlich, mal neutral und mal schädlich auf das biologische Gleichgewicht einwirken. Grob gerechnet besteht der Mensch aus 10^{13} Körperzellen, beherbergt aber in sich und überwiegend im Darm über 10^{14} Bakterienzellen. Desinfektionsmaßnahmen wie Antibiotika stören dynamische Gleichgewichte von Keimen im Darm, auf allen Schleimhäuten und der Haut, sodass daraus die Schwächung des Organismus und seiner Abwehr mit baldiger Wiederkehr der Störung resultieren (Rezidiv). Desinfektionen sind zum Erhalt von Monokulturen notwendig, aber *immer um den Preis erhöhter Anfälligkeit und Erkrankungsbereitschaft.* Das ist eine makroökologische Gesetzmäßigkeit und wird im biologisch-dynamischen Bewirtschaften von Land und Tier zu korrigieren versucht. Wer sich nicht danach richtet, benötigt immer ausgefeiltere Substanzen gegen die Schädlinge und schließlich genetisch manipulierte Pflanzen und Tiere, denen die Anfälligkeit gegen bestimmte Schädlinge genommen wurde. Der Preis ist die Verarmung der biologischen Vielfalt, weil das Zusammenspiel von Pflanze, Tier und schließlich auch Mensch tiefgreifend und anhaltend gestört wird.

Das andere, das biologische, umsichtige oder auch nachhaltige Wirtschaften sieht die Erhaltung der Vielfalt vor und fördert gezielt die Nützlinge, um lebensstarke, natürlich widerstandsfähige und vitale Nährpflanzen und Tiere zu züchten. Das ist eine uralte Methode der Selbstheilung, seit es Leben auf dieser Erde gibt.

Es gelten die gleichen Gesetzmäßigkeiten mikroökologisch im Mund-Magen-Darm-Trakt, auf allen besiedelten Haut- und Schleimhautorganen, im gesamten Menschen. Es liegt nun an der zukünftigen Medizin, den für den Menschen zentralen Bereich des Mikrokosmos ökologisch wieder zu würdigen, mit Umsicht zu beschützen und zu stabilisieren: *nicht gegen, sondern für den Erhalt und die Stärkung der belebten Innenwelt* zu arbeiten. Hier gibt es Hindernisse, die in dem mangelnden Wissen über die feinen Details des Zusammenspiels der biologischen Kräfte liegen. Denn Pflanze, Tier und Mensch bestehen aus mehr als nur der Summe ihrer Teile, ihrer molekularen Zusammensetzung. Erforderlich ist eine Lebenswissenschaft, die ganzheitlich ausgerichtet ist und bei mangelndem Wissen weiter auf Erfahrung, Beobachtung und sensible Bewertung der Detailkenntnisse setzt, um eine Beurteilung von Krankheit oder von Eingriffen im Kontext der Organisation von Leben zu erreichen. Medizin kann daher keine Naturwissenschaft sein, sondern muss immer Erfahrungswissen berücksichtigen. Nur damit können wir uns effektiv vor irrtümlichen Empfehlungen und Maßnahmen schützen. In erster Linie zählt dann die reine Beobachtung der Natur, die unvoreingenommene Bestandsaufnahme vor und nach einer medizinischen Maßnahme.
Diese Sicht auf das Leben zieht sich als besonderes Anliegen durch diese ganze Informationsschrift. Sie verfolgt die Idee des Fit-für-das-Leben-Werdens. Dann ist der Erreger nur ein Aspekt von Krankheit unter vielen, um den es nur noch geht, wenn alle anderen Maßnahmen zur Unterstützung der Selbstheilung nicht mehr ausreichen. Es gilt, in Konsequenz vom Lebensbeginn an das System der Abwehr, des Umgangs mit allen Einwirkungen von außen, mit der Persönlichkeit zu fordern und zu stärken. Das Kind trainiert mit jeder neuen Herausforderung und wird anfangs noch effektiv von der Mutter unterstützt (Nestschutz). Unter den vorzüglichen Bedingungen der familiären Bindung, des Wohlstands, von Friedenszeiten, sozialer Fürsorge und allgemeinen Informationsmöglichkeiten sind schwere Krankheitsverläufe, Komplikationen, das Entgleisen der Krankheiten, gegen die geimpft werden soll, vermeidbar und immer unwahrscheinlicher. Hingegen sind harmlosere und meist nur lästigere Oberflächenkrankheiten zumutbar und von Nutzen für das Abwehrtraining.

So wird Krankheit notwendigerweise in verschiedenem Licht zu beurteilen sein, einmal als hilfreich und sinnvoll, andererseits als zu gefährlich und nicht zumutbar. Impfbefürworter nehmen zur Verteidigung ihrer Strategie das Wort „Immuntraining“ gern im Zusammenhang mit der künstlichen Impfbelastung in Anspruch, lehnen aber unlogischerweise dieses Geschehen für die Sicht der natürlichen Krankheiten ab. Krankheit generell wird immer noch negativ gewertet und als nicht notwendig angesehen. Harmlose und zumutbare Erkrankungen werden in den Arztpraxen von heute zu früh und dann zu massiv behandelt, ohne dass ein Zusammenhang mit ernsteren Ereignissen in dem gleichen Patienten gesehen wird, wenn später schwere Krankheiten auftreten. Noch weniger haben solche Beobachtungen irgendeine Konsequenz für die weitere Arbeit. Was danach folgt, wird wie ein unglückliches Schicksal des Patienten angesehen. Hierin zeigt sich das fehlende Fundament für eine biologisch sinnvollere Behandlung.

Vielmehr führt in der öffentlichen Darstellung die Erregertheorie als behauptete Krankheitsursache gepaart mit einzelnen wissenschaftlichen Erkenntnissen zu dieser **Blindheit gegenüber ganzheitlichen Lebensprozessen.** Nur unter diesen Bedingungen ist es möglich, dem Patienten vieles mehr zu verkaufen, was er eigentlich nicht benötigt, wie Mineralien oder Vitaminpräparate, Arzneien gegen das Altern oder Behandlungsstrategien, die in wenigen Jahren wieder revidiert werden, sodass in vielen Fällen gerade das Gegenteil von dem empfohlen wird, was Jahre zuvor noch medizinischer Standard war.

Vorrangiger Gegenstand der täglichen Arbeit in den Arztpraxen ist das Beseitigen von Beschwerden, ohne dass geklärt ist, welche Bedeutung diesen zukommt. Der menschliche Organismus entwickelt sich über lange Zeiträume in chronische Krankheiten hinein. Früh werden Signale wie Schmerzen, Jucken oder ungewöhnliche Absonderungen hervorgebracht, die tunlichst nicht unterdrückt werden sollen. Komplikationen oder böse Verläufe fallen nicht vom Himmel, sondern haben stets ihre Vorgeschichte, die man nicht gewürdigt und nicht zugelassen hat. Dieses Verhalten hängt zusammen mit der allgemein nachlassenden Frustrationstoleranz, der Bequemlichkeit und Überversorgung der wohlhabenden Gesellschaften, aber auch mit den Versprechungen von einer sich selbst überschätzenden Medizin und Naturwissenschaft. Ihr von Struktur zu Struktur, von Substanz zu Substanz lineares Forschen führt zu Teilerkenntnissen, die immer wieder nur deutlicher werden lassen, wie komplex „Leben“ organisiert ist. Eine von ihrem Glauben (Religion = Rückbindung) entwurzelte Gesellschaft wird heute immer abhängiger von den ständig neu formulierten wissenschaftlichen Ergebnissen, die medienwirksam verbreitet und wirtschaftlich ausgeschlachtet werden. Absurde Folgen lassen sich immer wieder beobachten.Dafür ein Beispiel:

Im November 2005 wurde in den USA eine Meldung über eine wissenschaftliche Untersuchung in Zeitungen verbreitet, dass Zink in einer gewissen Menge täglich eingenommen den Verlauf einer Grippe abzukürzen vermöge. Innerhalb weniger Tage waren sämtliche Zinkvorräte der nordamerikanischen Apotheken ausverkauft. Im Januar 2006 erschien eine weitere Meldung, Nachuntersuchungen hätten ergäben , dass diese Wirkung von Zink sich nicht bestätigen ließ.

Vergleichbar verbreiten nun derzeit Pharmafirmen in Zeitungen und Fernsehen Behauptungen, dass die neue HPV-Impfung Gebärmutterhalskrebs verhindern könne, wenn denn Mädchen vor dem ersten Sexualkontakt diese Impfung bekämen. Der Druck auf die Ärzte wurde durch diese Medienpräsenz von den „informierten“ Mädchen und deren Eltern derart erhöht, dass überraschend schnell einige Krankenversicherungen sich bereit erklärt haben, die beträchtlichen Kosten von 500 € zu übernehmen. Rasch zog die STIKO nach und erklärte 2007 diese Impfung als „öffentlich empfohlen“ - mit allen Konsequenzen für den Steuerzahler. Die Rechnung der Pharmafirmen ist wieder einmal aufgegangen.

Aber betrachtet man den Sinn der Impfung kritischer, müssten bald auch dem Laien Zweifel an diesem Versprechen kommen: Wieso sollte ein Virus allein Krebs verantworten? Wieso soll die Impfung gegen 2 Virustypen ausreichen, wenn aus der gleichen Gruppe der potentiellen Mittäter heute bereits über 25 Typen bekannt sind? Wenn für die Krebsentwicklung 10 und mehr Jahre anzusetzen sind, wieso kann man heute diesen Verhinderungseffekt behaupten? Keine Studie wird über diesen langen Zeitraum geführt. Welchen Einfluss hat die Impfung auf andere Krebsgefahren? Und sollen wir jetzt annehmen, dass gegen die vielen anderen Krebsarten ebenfalls Impfungen das probate Mittel wären? Nein! Hier wird nur eine Wissenslücke geschäftlich ausgeschlachtet und ein Produkt wirksam der Mediengesellschaft aufgezwungen. Es kann kaum deutlicher zum Ausdruck kommen, wie willfährig staatliche Organe, Ärzte und Medien mitspielen. Man kann annehmen, dass gut verdient wird.

Auf dem begrenzten Weg naturwissenschaftlichen Arbeitens lassen sich Statistiken erstellen. Diese zeigen allgemein auf, wie es mit den Häufigkeitsverteilungen bestellt ist, und das Individuum soll seine Schlüsse ziehen. So ist z.B. die Tuberkulose die häufigste chronische Infektionskrankheit der Welt, aber nur dort ein Problem, wo Armut, einseitige Ernährung und modernes soziales Elend vorkommen. Masern entgleisen unter diesen Bedingungen häufiger in die schwersten Komplikationen und selten unter positiven Lebensbedingungen. Masernviren waren ursprünglich Erkältungsviren und haben sich über die Generationen der Menschheit angepasst. Masern und Tuberkulose stehen in einem gewissen Zusammenhang: Wo Tuberkulose vorkommt, treten gehäuft Masernepidemien auf. Solange gegen Tuberkulose geimpft wurde, waren auch bei uns Masern ein weiter bestehendes Problem

Man muss das nicht nur negativ sehen. Attraktiv ist der biologisch sinnvolle Gedanke, dass Masern möglicherweise Hilfe zur Selbsthilfe geworden sind, nämlich mit der akuten Erkrankung das chronische Elend besser beherrschen zu lernen. Masern könnte demnach, wenn früh im Leben bewältigt, die Fitness gegen chronische Krankheiten steigern. Dieser Effekt ist für die frühzeitige Reduzierung des Krebsrisikos bereits nachgewiesen worden.

Statistiken sind anonym und vernachlässigen zwangsläufig die unbekannten Faktoren des Lebens. Redlicherweise müsste die medizinische Forschung jeden Einzelfall der schwersten Komplikationen von Krankheiten auf die individuellen Bedingungen analysieren, die zu unheilvollen Entwicklungen gelangten oder auch praedisponierten. Dann könnte man sich besser wappnen.

Wenn in den vergangenen Jahren Meldungen von an Meningokokken-Meningitis erkrankten Jugendlichen für Aufregung in der Öffentlichkeit sorgten, wurde mit keiner Zeile erwähnt, was diese Jugendlichen zuvor durchgemacht hatten, wodurch etwa ihre Abwehr Einbußen erlitten haben könnte. Regelmäßig werden vor Klassenfahrten Impfungen kontrolliert und Auffrischungen angemahnt. Es bleibt unerwähnt, dass dieser im Darm des Menschen natürlich vorkommende Keim gewisse günstige Unterstützungen für Vermehrungen erfuhr, weil sein Träger durch Abwehrschwächen instabiler geworden war. So sind Klassenfahrten heute Ereignisse von Aufregungen, Schlafdefiziten und Alkoholkonsum, zumindest bei postpubertären SchülerInnen.

Es ist wie bei der AIDS-Konferenz in Südafrika 2000: Nur der Tunnelblick vom Erreger zur Krankheit interessiert und nicht das ganze

„Drumherum“, dass Armut, Informations- und Hygienemangel und andere chronische Krankheiten die Bedingungen zur Verbreitung dieser AIDS-Seuche vorzüglich in Afrika so sehr begünstigen! Die Wirtschaft ist an der Abnahme ihrer Tabletten gegen die begleitenden Virusinfekte und schließlich an einer Impfung interessiert und nicht an der Verbesserung der Lebensbedingungen.

Es muss dieser Medizin darüber hinaus der Vorwurf gemacht werden, dass sie mit dem Impfthema Angst verbreitet und nicht in erster Linie Mut und Zuversicht, dass sie Abhängigkeit bewirkt, statt Selbständigkeit zu fördern. Und zeitgemäß bringt die Vernetzung der Medizin mit Wirtschaft und Profitdenken nicht ein ganzheitliches Gesundheitsbewusstsein, sondern bezweckt die Rentabilität in der Krankheitsvermeidung und Behandlung. Impfungen mit allen ihren Folgen sind hierbei das lukrative Geschäft, und entsprechend wird der Impfkalender von Jahr zu Jahr ausgeweitet.

2. Impfungen und Gesunderhaltung

Impfungen machen als Injektionen **immer** krank. Nichts anderes ist beabsichtigt. Das Anliegen ist die frühe Auseinandersetzung mit einer Krankheit, die später einmal kommen könnte. Man verspricht Schutz oder milderen Ablauf der Krankheit. Abgesehen von den Schäden durch diese systematische Verletzung von zuvor gesunden Menschen, ist durch Impfungen niemals der Schutz möglich, den die Natur zustande bringt. Durch Impfwiederholungen wächst das Gesundheitsrisiko zu einem Allergisierungsproblem. Für die Gesamtgesundheit ist das Impfen keine Unterstützung, vielmehr eine Belastung, wird zu einem Handicap und kann angesichts des Mangels an Wissen, was denn im Einzelnen nach der Injektion im Menschen passiert, wie russisches Roulett imponieren.

Der einzelne, informierte und zur Verantwortung für sich und seinen Nächsten bereite, auf alle Impfungen verzichtende Erwachsene spürt rasch, dass er gegen den Strom schwimmt und unerfreuliche Diskussionen führen muss. Mühevoll und mit vielen Widerständen muss er sich eine Lebensgestaltung erkämpfen, die Chancen auf Gesunderhaltung vom Lebensbeginn an ermöglicht. Das Stichwort ist Ganzheitlichkeit: der

Mensch agiert und reagiert in jeder Belastung als Ganzes und nachhaltig. Umfassend soll daher in diesem Buch die Sicht auf die Alternativen sein. Es sollen hier Möglichkeiten aufgezeigt werden, wie die idealen Zeitbedingungen genutzt werden können, was man ändern kann und was anzustreben ist. Vieles bedroht jenseits der Impfungen die Entwicklung und das Abwehrsystem unserer Kinder. Aber eines muss deutlich hervorgehoben werden: **In einem immunstarken Organismus werden Komplikationen von Krankheiten immer unwahrscheinlicher**. Daher lautet die Devise für die Zukunft: *Zumutbare Krankheiten können genutzt werden, um unzumutbaren keine Chance zu geben,*

Jeder kann den „anderen“ Weg mit dem vollständigen Impfverzicht gehen, auch wenn dieser heute und in Zukunft unbequem und beschwerlich ist. Aktiv sich der Lebensverantwortung zu stellen, heißt, eigenes Verhalten zu hinterfragen und auf Vereinbarkeit (Kompatibilität) mit sich und der Umwelt zu prüfen. *Authentizität wird gefragt sein, das Verhindern von Verdrängung im psychischen und von Unterdrückung im physischen Bereich.*

Aus dem Zentrum des Nervensystems wird der Mensch organisiert, dort beginnen Krankheit und auch Heilung. Haut- und Schleimhauterkrankungen müssen daher viel Geduld entgegengebracht werden, dass diese von innen her wieder „heil“ werden können. Der Umgang mit Fieber wird zu einem zentralen Thema der langfristigen Gesunderhaltung. Das Training der Physis, die Aufforderung zum selbständigen aktiven In-Bewegung-Kommen ist ebenso bedeutsam wie das Training der Psyche, mit Widerständen umgehen zu lernen. Es schließen sich Fragen an, die die Pädagogik berühren. Kindern sollen Lebenssinn und die Fähigkeiten vermittelt werden, mit ihrer Welt umgehen zu lernen, sich in ihr sozial verträglich zu bewegen und ihre Eigen-Kreativität zu entfalten. Physis und Psyche wollen dem Kinde gemäß genährt werden. Wie die Ernährung den Körper, so sollen auch Spiel und Bildung den Geist nähren und mit Qualität und Verträglichkeit den ganzen Menschen stützen. Der aktive, zum Handeln auffordernde Ansatz wird Selbsterfahrung und Selbstwert, der passive Ansatz die Unselbständigkeit und Unzufriedenheit fördern.

Impfungen kollidieren mit dieser Gesunderhaltungs-Strategie durch ihr Schadenspotential. Die wiederholten Injektionen stören das unreife kindliche Nervensystem, irritieren die Abwehr und werden zum Handicap der Persönlichkeitsentwicklung. Impfungen müssen durch die Einspritzungen als hochwirksamster Auslöser von Abwehrstörungen und Allergiekrankheiten angesehen werden, da sie ohne Schutz in uns eindringen; damit kommen sie uns näher als andere Schadensquellen, als Luftschadstoffe, als Handys und als Metalle aus der Umwelt oder aus den eigenen Zähnen (den Zahnamalgamen), die erst die Schleimhaut des Magendarmtraktes überwinden müssen. Umkehrungen oder das Rückgängigmachen der Injektionen gibt es nicht, so wie auch keine Heilungen von den Folgen möglich sind. Stets geht es danach nur noch um die Gewöhnung an die Fremdeinflüsse. Es genügt auch dem Allergiker, wenn die Reaktionen auf die Umwelt nachlassen. Nur mit der nächsten Impfung können die Probleme plötzlich wieder da sein. Mancher lernt aus solchen Beobachtungen an sich selbst, seine Schlüsse und Konsequenzen zu ziehen, auch wenn die behandelnden Ärzte gewöhnlich diesen Zusammenhang abreden und ausschließen wollen.

Manche Mutter verändert ihre Einstellung zu den Impfungen mit der Zahl ihrer Kinder: Was sie sich beim ersten Kind noch gefallen ließ, wird bei den nachfolgenden immer nachlässiger gehandhabt, bis sie schließlich keine Impfung mehr zulässt. Dann hat sie 3 oder mehr Kinder bekommen. Mit einem letzten nun vielleicht völlig ungeimpften Kind und seiner anderen unkomplizierteren Entwicklung gehen ihr erst richtig die Augen auf, auch wenn die Kinderärzte völlig anders argumentieren. Nun hat sie aber die innere Gewissheit gewonnen, sich gegenüber Ärzten und ihren Impfforderungen durchzusetzen. Aber: Welche Mutter bekommt heute noch mehr als 2 Kinder und hätte Gelegenheit, die unheilvollen Folgen des „vorbildlich geimpften" Kindes im Zusammenhang zu erkennen?

Aus der täglichen Praxis sind mir die vielen Fragen und Bedenken zu dem Impfthema bekannt, aber auch der Lohn der Eltern für ihre Kinder und für sich selbst aus dem Verzicht. Einen bescheidenen Einblick in die Chancen einer anderen Ausrichtung zeigt neben der oben erwähnten Salzburger Eltern-Kind-Studie eine Untersuchung aus Schweden: Die Schüler anthroposophischer Schulen werden mit denen der Staatsschulen in Schweden verglichen (Tab. 2). Mit der Unterstützung einer anderen ganzheitlich, hier anthroposophisch orientierten Schule waren die Kinder weniger geimpft (Masern-Mumps-Röteln), erhielten seltener Antibiotika und häufiger vollwertiges Gemüse- mit der Folge, am Untersuchungszeitpunkt nachweisbar seltener zur Allergie (Atopie) zu neigen (disponiert zu sein).

Studie von Alm, J.S. et al.:
Atopy in children of families with an anthroposophic lifestyle.
Lancet 353 (1999) 1485-1488

Eine schwedische Querschnittstudie zu dem Allergievorkommen (der Atopie-Prävalenz) von Kindern im Alter von 5-13 J. untersuchte:

anamnestisch nachweisbare Allergiereaktionen (Atopien), Infektionskrankheiten, Antibiotikagaben, Impfungen, soziale Bedingungen, Umweltvariable und Haut-Allergie-(Prick-)Tests für 13 häufige Allergieauslöser (Allergene) sowie Bestimmung der Konzentrationen allergenspezifischer Serum-IgE-Antikörper bei Eltern und Kindern.

Öffentliche Schulen		**Rudolf-Steiner Schulen**
380	SchülerInnen	295
90%	Antibiotika	52%
93%	MMR-Impfung (Masern-Mumps-Röteln)	18%
??	Masernerkrankung	61%
4,5%	Nahrung (fermentiertes Gemüse mit lebenden Laktobazillen)	63%
	Prick-Tests:	Signifikant reduzierte Atopie-Prävalenz

Fazit: der anthroposophische Lebensstil reduziert das Atopie-Risiko in der Kindheit!

Tabelle 2: Atopierisiko von schwedischen Schülern verschiedener Schulen

Aus meinem Überblick in der täglichen Praxis und aus den Ergebnissen der Salzburger Eltern-Kind-Studie wage ich zu behaupten, dass völlig ungeimpfte Kinder hier noch eindrucksvoller und deutlicher sowohl Allergiefreiheit, als auch stabile Gesundheits- und Persönlichkeitsentfaltung demonstrieren können.

Es lohnt der Impfverzicht. Kinder können einen ungestörten Start in das Leben haben. Abwehrsysteme und Persönlichkeiten können ungestört reifen. Chronischen Krankheiten kann wirksam vorgebeugt werden. Auch ein Teilverzicht der Impfungen, hier der Viruskrankheiten, bringt Vorteile, wenn auf eine gesundheitsfördernde Lebensführung geachtet wird.

3. Impfungen und der Potenzierungseffekt

Über den Einfluss von toxischen Fremdkontakten auf den Menschen wie auf alle biologischen Systeme habe ich bereits eindringlich im Buch der „Impfentscheidung“ (1) und im „Konzept der Gesunderhaltung“ (11) berichtet. Wegen der fundamentalen Bedeutung wiederhole ich nochmals an dieser Stelle den lebenslang relevanten Sachverhalt:

Es gibt auf unserer Erde grob geschätzt über 15 Millionen Fremdsubstanzen, die von Menschenhand künstlich hergestellt und ausgebracht worden sind, aber von Natur aus nicht vorkommen. Toxikologen rechnen damit, dass jeden Tag weltweit 2000 neue weitere Kunstsubstanzen ausgesetzt werden. Nur 5% insgesamt sind uns bekannt, lediglich 0,5% genauer untersucht worden. Denn man benötigt pro Substanz im Durchschnitt 7 Jahre, um den Einfluss auf Mensch und Tier aufzuklären (15). Dabei ist zu beachten, dass nur lineare Beurteilungen möglich sind, die Ergebnisse von einem Punkt A zu einem Punkt B zu klären. Kommt eine zweite Substanz hinzu, so gibt es bereits erhebliche Probleme, will man auch die gemeinsame Wirkung und die Wechselwirkungen klären. *Toxikologen sagen eindeutig, dass die genaue Aufklärung der Interaktion von drei Fremdeinflüssen unmöglich ist.* Dann besteht definitiv Blindheit! So bitter diese Einsicht ist, so notwendig ist die ständige Betonung, dass es alltäglich diese vielen Unbekannten gibt.

Weiter liegt eine große Unschärfe in jeder Aussage, die den Schaden durch eine Substanz auf Mensch, Tier und Pflanze festlegen, beurteilen oder verharmlosen will. Denn in biologischen Systemen gilt und wirkt der Potenzierungseffekt. Das wurde recht deutlich demonstriert mit einem Rattenexperiment: Ermittelt man für eine Fremdsubstanz die tödliche Dosis (letale Dosis, LD), bei der 1 von 100 Ratten verstirbt, spricht man von der LD 1. Ermittelt man von einer anderen Fremdeinwirkung die LD 1 und gibt nun beide Fremdeinflüsse zusammen den Tieren, sterben alle 100 Ratten! Das bedeutet, für Mensch und Tier gelten nicht mathematisch 1+1= 2, sondern 1+1 = 100 und vermutlich mehr. *Diese grundlegende Dramatik in der Konfrontation mit unserer Umwelt ist unsere Lebensrealität.* Mit zweifelhaften Ergebnissen und Beruhigungen über die vorgegebene Unschädlichkeit von Amalgamen, wie sogar vom Bundesinstitut für Arzneimittel und Medizinprodukte (27) veröffentlicht, können wir uns nicht zufrieden geben. Wir müssen stets mehr Gefahren annehmen, als aus wirtschaftlichen Gründen zugestanden werden. Das betrifft die Auswirkungen von chemischen Giften ebenso wie die von energiereichen Strahlen von Kernkraftwerken, von Röntgenuntersuchungen, von elektromagnetischen Strahlen, sogar von Ultraschall, elektrischen Stromkreisen, von Erdstrahlen, Wasseradern und sonstigen Störfeldern. Was für sich gesehen kaum ins Gewicht fällt und sich statistisch verharmlosen lässt, kommt in der kombinierten Anwendung zu ungeahnten Gefahren und Schäden. *Die Alternative aus diesen Erkenntnissen ist die sorgfältige Minimierung der Fremdeinflüsse.* Es lohnt die kritische Distanz oder Abstinenz, wenn ein Kontakt mit bedenklichen chemischen oder physikalischen Fremdeinflüssen bekannt wird. Weiter lohnen die biologische Ernährung und der Verzicht auf so viele moderne Errungenschaften, die uns mit Giften in Kontakt bringen: Im Haushalt, im Hausbau, in der Kleidung, in der Körperpflege und im Berufsleben. Entscheidend wird stets neben der Dosis die Nähe zu dem Fremdeinfluss sein. Wie nah wohne ich am Kernkraftwerk, wie oft und wie eng halte ich das Handy an das Ohr oder wie häufig konsumiere ich Problemstoffe?

Mit den Impfungen ist in Form der Spritzen die größte denkbare Nähe gegeben. Das macht das Impfrisiko so unkalkulierbar. Weiter: In welcher Belastungssituation befindet sich der Impfling, wenn das Injektionsereignis stattfindet? Diese Frage interessiert kaum den impfenden Arzt, der die Spritze geben will (17). Diese Frage wird aber für den Impfling entscheidend. Steht der Erwachsene, der gerade seine Tetanus-Auffrischung bekommen soll, unter Medikamenten? Hat er Amalgame im Mund? Oder nimmt das junge Mädchen, das eine Rötelnimpfung bekommen soll, gerade die „Pille“ und konsumiert möglicherweise auch Haschisch oder andere Drogen? *Kein Toxikologe kann den Schaden übersehen, der nun durch die Impfung ausgelöst werden kann. Das ist wie Russisches Roulett. Aber das ist die Lebensrealität jedes einzelnen Impflings.*

Natürlich sind diese sich gegenseitig steigernden Schadenseffekte schwer zu erfassen. Das berechtigt aber nicht, sie völlig zu negieren. Wie fahrlässig handelt ein Arzt von heute, wenn er bei einer Erkrankung nach einer Impfung jeden kausalen Zusammenhang ablehnt, nur weil es dafür keine wissenschaftlich anerkannte Akzeptanz gibt? Der Mensch ist nicht teilbar, reagiert auf Fremdeinflüsse immer ganzheitlich und individuell gesehen logisch. Was da im einzelnen Menschen geschieht, kann individuell ermittelt werden, durch Befragung, durch Beobachtung und durch Untersuchung. Dabei entdeckt der Untersucher Unbekanntes, nicht für möglich Gehaltenes und häufig Sonderbares. Allein der Respekt und die würdevolle Haltung gegenüber jedem einzelnen Menschen gebieten, hier redlich und gewissenhaft hinzusehen und zuzuhören. Warum sollte uns der Kranke und Leidende anlügen, wenn er Hilfe wünscht?

In der Homöopathie wird diese individualisierende Sicht gepflegt und der Patient mit seinen Beschwerden ernst genommen, auch wenn diese noch so abstrus und unlogisch erscheinen. Schaut man dabei regelmäßig in die Impfausweise, korreliert die Impfdaten mit allen anderen Befunden, dann bekommt man über die Jahre einen eindrucksvollen Einblick in die Dramatik der potenzierten Schadenswirkung. Dann fallen die Allergieentwicklungen nicht mehr zufällig in bestimmte Lebensjahre, Herzrhythmusstörungen erscheinen folgerichtig nach einer Grippeimpfung, oder der Krebsausbruch einer älteren Frau auf eine Tetanusauffrischung wegen einer Bagatellverletzung erstaunt weniger. Oder ein schnell wachsender Brustkrebs wird bei einer klimakterischen Frau nach einer Hepatitis B-Impfung nachvollziehbar, wenn sie nach den Kinderversorgungsjahren wieder in den Beruf der Krankenschwester einsteigen möchte, man ihr die Impfung zur Anstellungsvoraussetzung gemacht hatte, ohne zu berücksichtigen, dass sie schon länger Hormone nahm und in ihrem Gebiss sich viele Amalgame befinden. Jede einzelne Anwendung kann elegant mit

Statistik als harmlos und unbedenklich dargestellt werden. Doch wie sehr werden wir hier von der einäugig arbeitenden Wissenschaft belogen!

Aus der Sicht des Potenzierungseffektes lohnt der konsequente Verzicht auf die Amalgame als Zahnfüllungen, die Umsicht mit dem Problemmetall Aluminium in täglicher Anwendung mit dem Verzicht auf Deodorantien, auf Aluminiumbehälter und –folien, auf konventionelles Salz, und der Verzicht auf pharmazeutische Präparate, soweit es keine klaren Indikationen gibt (weiteres siehe hier später in VII.). Entbehrlich sind vor allem die Vitamin- und Mineralienpräparate, die Routineanwendungen von Jod, von Folsäure in der Schwangerschaft, von Eisentabletten, von Vitamin K und D besonders bei Säuglingen sowie die Annahme von Fluoriden. Nur wenige benötigen das eine oder das andere Präparat, zu viele schließen sich der Routineeinnahme an. Details sind der Broschüre „Kritik der Arzneiroutine bei Schwangeren und Kindern" zu entnehmen (18).

In erster Linie soll der Bedarf an lebensnotwendigen Substanzen über die Nahrung erfolgen. Das stellt Ansprüche an die Qualität und die Quantität des Nahrungsangebotes. In unserer Vollversorgung einschließlich einer zunehmenden Zahl biologisch wirtschaftender Landwirte sehe ich derzeit keine Defizitgefahren. Die Kosten für qualitativ bessere Lebensmittel sind in Gegenrechnung zu den Apothekenpreisen für das eine oder andere Präparat zu stellen, aber der Gewinn für die Gesundheit durch vollwertige Nahrung ist unschätzbar höher. Außerdem geht es auch um die Zufriedenheit durch den besseren Geschmack der biologisch nachhaltig erwirtschafteten Lebensmittel. Und Sie unterstützen die Umwelt.

Zur Beurteilung eines Bedarfs können die Gelüste auf bestimmte Lebensmittel angesehen werden, sofern diese nicht durch Werbung ausgelöst oder durch die Lebensmittelchemie pervertiert wurden. Schwangere und Kinder sind in ihrer Wahl recht eigen und authentisch. Diese individuellen Besonderheiten finden in der Homöopathie Berücksichtigung, indem die ähnliche Arznei diese Symptome beruhigen kann. Das bedeutet in der Behandlung, dass der Stoffwechsel anschließend wieder besser funktioniert und schließlich das Defizit ausgeglichen werden konnte. Diese Lösung ist bei jedem möglich, wenn denn dafür Interesse besteht.

Wenn substanzrelevante Arzneien zu der Behandlung einer Erkrankung gewünscht oder notwendig werden sollten, befürworte ich die bevorzugte Anwendung der gut bekannten Naturarzneien als Tees oder als

Präparate. Gemeint sind vorrangig Arzneipflanzen aus dem europäischen Raum, speziell sogar aus dem engeren Lebensraum des Patienten. Wir müssen hier nicht auf chinesische oder koreanische Kräuter zurückgreifen, wenn wir vergleichbare Naturarzneien bei uns finden können. Man kann heute jedoch feststellen, dass heimische Arzneipflanzen viel zu wenig genutzt werden. Jedes Land der Erde hat eine über Jahrhunderte gewachsene Phytotherapie (Behandlung mit Pflanzenarzneien), die bei uns durch das Marketing der Pharmafirmen in die Bedeutungslosigkeit verdrängt wurde. Die chemisch isolierte volle Wirksubstanz bei Anfangsbeschwerden zu nutzen, ist unklug. Der biologische Wirkkomplex einer Pflanze lässt die Hauptwirkung einer zentralen Wirksubstanz besser ertragen, führt zu weniger unerwünschten Nebenwirkungen, auch wenn dabei die Gesamtwirkung schwächer ausfallen könnte. Erst mit der Zunahme der Gefahrenlage für den Kranken werden die wirkungsstärkeren Einzelsubstanzen notwendig, die dann gezielter verordnet werden können.

Man vergesse aber nicht, dass es viele unarzneiliche Therapieverfahren gibt, die eingesetzt werden können, bevor man sich überhaupt auf Medikamente einlässt. Dazu zählen die physikalischen Anwendungen wie Krankengymnastik, Massage, Osteopathie, die Akupressur oder die Akupunktur. Weiter gibt es viele Unterstützungen der Selbstheilung durch das Fasten, durch Meditation, durch Joga, durch das Gebet oder durch Hypnose.

Es geht schließlich um eine sensible Wahrnehmung aller Einflüsse von außen, um die Verfeinerung der Sinne zum Selbstschutz, indem wieder Bekömmlichkeit zum Maßstab wird im Dienste der Förderung des Wohlbefindens und der Gesamtgesundheit. Mit einfachen Regeln kann man sich auch heute vielen ungewollten chemischen und physikalischen Fremdeinflüssen entziehen. Mit der Minimierung der Annahme von undurchsichtigen Schadenseinflüssen aus der Umwelt bleibt die Gesundheit länger erhalten, da der Potenzierungseffekt reduziert wird.

Die Lebenserwartung allgemein ist in den Wohlstandsstaaten eindrücklich angestiegen, was vorrangig der Reduktion der Kindersterblichkeit, der Verbesserung der Ernährung und den Friedensbedingungen zuzuschreiben ist. Dass im hohen Alter noch Gesundheit und klare Sinne vorliegen, ist aber heute immer weniger gegeben. Hoch sind die Kosten und der Pharmakonsum im Alter bei ansteigenden Zahlen von Altersschwachsinn (Demenz) und Krebs. Dass hier früh die Weichen anders gestellt werden können, um ein unbeeinträchtigtes Seniorenleben zu führen, soll langfristig und von Schwangerschaft an mit diesen Empfehlungen angestrebt werden. Dabei spielt der völlige Verzicht auf Impfungen zu jeglicher Lebenszeit eine entscheidende Rolle. Das höhere Lebensalter ist natürlicherweise mit Abbauprozessen, Degeneration und langsam wachsenden Tumorentwicklungen verbunden. Es ist unnatürlich und plausibel anders, wenn durch Impfereignisse Tumore zu beschleunigtem Wachstum angeregt werden und Gehirnschädigungen durch Impfreaktionen und durch Nervenzellgifte früh im Leben und wiederholt stattfinden.

V. Gesellschaftliche Bedingungen

1. Geschichte der Impfungen

Verheerende Kriege, Hungersnöte, aus heutiger Sicht eklatante soziale Missstände und Flüchtlingsbewegungen sind der Humus für Seuchen und dann für Massenimpfkonzepte. Das galt in Europa zuletzt für die Nachkriegsjahre. 1876 führte Bismarck in Deutschland die Impfpflicht gegen die Pocken ein. Wegen Bedeutungslosigkeit wurde 1976 diese gesetzlich vorgeschriebene Impfung wieder abgeschafft und der „Rest" der Impfungen der Freiwilligkeit überlassen. Mit der Verbesserung der Lebensbedingungen nach dem 2. Weltkrieg schienen in den 70-iger Jahren in Deutschland die Impfungen grundsätzlich an Bedeutung zu verlieren. In älteren Impfpässen kann nachvollzogen werden, dass das erste Lebensjahr häufig ungeimpft verstrich und die Diphterie/Tetanus-Spritze getrennt von der Polio-Schluckimpfung im 2. und 3. Lebensjahr verabreicht wurden. Da man nach den 60-iger Jahren nur noch kleine Epidemien durch die Lebendviren der Polio-Schluckimpfung erlebte, schien auch diese Impfung bald am Ende zu sein.

Ein ähnliches Schicksal erfuhr die Tuberkulose-Impfung (BCG, in der ersten Lebenswoche), die nach einem schweren Unfall mit vielen toten Kindern („Lübecker Impfunfall", 1936) beendet wurde, dann nach dem 2. Weltkrieg plötzlich wieder angesetzt wurde, bis 1972 die Wirkungslosigkeit und Schädlichkeit in einer großen Studie (Madras, Indien (2)) nachgewiesen wurde. Inzwischen hatten die Pharmawirtschaft und die Politiker das Impfthema als interessant aufgenommen und verhinderten unerklärlicherweise die Beendigung der BCG-Impfung in Deutschland. Überfällig und mit 26 Jahren Verspätung wurde erst 1998 reagiert und auf Druck der WHO das Ende dieser Impfung auch für Deutschland entschieden. Zu sehr hatten sich Eltern an diese „Normalität" gewöhnt. Da gab es aber bereits genügend andere Impfungen, die das Programm zu füllen begannen. Nach der 4-fachen kam die 5-fache - und heute (2008) haben wir die 6-fach-Impfung. Das wird sich absehbar so weiterentwickeln.

Erstaunlicherweise gibt es in Deutschland bis heute keine Impfpflicht. Dazu müsste das Grundgesetz geändert werden. Auch wenn die Ärzteschaft in 2007 offiziell diese Impfpflicht anmahnte, wird sie bis heute von den Politiker abgelehnt. Es gäbe genügend andere Mittel, um eine Steigerung der Durchimpfungsraten zu erreichen. Das sind die Kontrollprüfungen der Impfpässe zu jeder Lebenszeit: Beim Arztbesuch, beim Eintritt in den Kindergarten, in die Schule, in das Militär und in das Berufsleben. Aber: *Jeder Bundesbürger hat nach wie vor das Recht, für sich und seine Kinder Impfungen abzulehnen.* Das wird zwar immer mehr behindert, lässt sich aber juristisch einfordern.

Unter Umgehung der Impfpflicht ist heute erkennbar, dass systematisch der Druck auf die Nicht-Impfwilligen erhöht werden soll. Die ersten Bundesländer beginnen, den Kindergartenbesuch von den Impfungen abhängig zu machen. In Bundesländern wie Hessen oder Sachsen werden bereits schriftliche Erklärungen verlangt, wenn das Impfen abgelehnt wird. Zu welchem Zweck solche Schriftstücke später möglicherweise noch verwendet werden, bleibt dann als unbehagliches Gefühl zurück.

Neuer Ärger für Impfablehner droht mit der seit 2007 eingeführten gesetzlichen Verpflichtung, Kinder bei Ärzten zu den vielen Vorsorgeuntersuchungen vorzustellen. Da diese Untersuchungen gezielt in die Impftermine passen, folgt der Streit mit dem zu Impfungen auffordernden Kinderarzt. Politiker begründen diese neue Vorschrift mit der notwendigen Kontrollfunktion des Arztes zum Wohle des Gedeihens des Kindes. Genutzt wurde die aktuelle Stimmung in der Bevölkerung, die durch Medien in Empörungswellen geführt wurde, als eklatante kindliche Missbrauchsfälle zum Teil mit Todesfolgen bekannt wurden. Nun droht den Impfgegnern neue Feindseligkeit, sollte im Zuge dieser Medienkampagne der Missbrauch von Kindern in Verbindung mit dem Nichtimpfen als „Vernachlässigung“ gebracht werden.

Ein anderes Druckmittel wurde in Deutschland mit dem „Infektionsschutzgesetz“ von 2001 geschaffen: Sollte irgendwo der Ausbruch einer ansteckenden Krankheit wie Masern oder Mumps beobachtet oder vermutet werden, können die Behörden den Ungeimpften den Besuch des Kindergartens, der Schule oder des Arbeitsplatzes verbieten. Erste Anwendungen zeigen, dass man sich nicht scheut, diese Verbannung auf bis zu 4 Wochen festzulegen. Das bedeutet eine Erpressung und Diskriminierung der Ungeimpften, die den Kindergartenbesuch bei Berufstätigkeit der Eltern benötigen oder den Unterrichtsausfall in einem Gymnasium schwer verkraften können. Man erhofft sich nach offiziellen Angaben damit eine wirksamere Eingrenzung von Epidemien, übertreibt aber gezielt und in der Wirkung kompromittierend die Gängelung der Ungeimpften. Nach den Versprechungen der Impfbefürworter sollten doch die Geimpften geschützt sein und keine Erkrankung im Falle einer Ansteckung befürchten. Doch in der Realität zeigt sich schließlich, dass es mit dem Schutz nicht zuverlässig ist. Die Antwort der Ausgeschlossenen könnte eine Solidarisierung und Privatinitiative sein, die Ausfallzeiten gemeinsam zu organisieren.

In Deutschland gibt es seit den 70-iger Jahren die Notstandsgesetze. In diesen Gesetzen ist festgelegt worden, dass bei Bedarf, zum Beispiel bei Kriegen oder neuen Seuchenausbrüchen, per Erlass durch die jeweilige Regierung gezielte Impfungen vorgeschrieben werden können. Bei einer festgestellten Bedrohung kann erzwungen werden, dass auch Ungeimpfte sich eine Impfung gefallen lassen müssen.

Dieses Szenario droht in naher Zukunft zur Realität zu werden. Anders kann man es nicht erklären, warum heute bereits über 20 Pharmafirmen weltweit im Auftrag der WHO an einer H5N1-Impfung arbeiten. Diese beiden Kürzel stehen für die Typisierung von Influenza-Viren mit verschiedenem Antigencharakter: Hämagglutinin (H) und Neuraminidase (N) heißen die Proteine des Virus, die allein durch Laboranalyse zur Unterscheidung verschiedener Typen genutzt werden. Trotz Elektronenmikroskop hat aber bisher niemand das Virus gesehen oder darstellen können. Medienwirksam werden weltweit Einzelfälle von „Vogelgrippe“ beim Menschen vorgestellt, und wird behauptet, dass dieser Virustypus das Zeug habe, vom Tier auf den Menschen überzuwechseln, zu mutieren und sich anzupassen, um dann eine neue weltweite Pandemie nach dem Muster der „spanischen Grippe“ von 1918 auszulösen. Experten warnen regelmäßig in den Medien, dass da etwas Gefährliches auf uns zukomme. Immer wieder werden Bauernhöfe in das Rampenlicht gebracht, weil in ihrem Tierbestand H5N1 festgestellt wurde. Die Folge ist dann stets die Vernichtung des gesamten Tierbestandes und die Einrichtung einer Beobachtungszone im Umkreis mit intensivierten Stallhaltungspflichten.

Was soll man von diesem Aktionismus halten? Zunächst lohnt ein Rückblick auf die immer wieder zitierte „spanische Grippe“. Den Namen dieser weltweiten Epidemie erfanden die US-Amerikaner, um Spanien wirtschaftlich zu schädigen. USA lag mit Spanien im Streit über Besitzansprüche auf karibische Kolonien und auf Hawaii. Ihren Ursprung hatte diese Epidemie auf den Philippinen, nachdem die Amerikaner umfassende Pocken-Impfaktionen an Philippinos vorgenommen hatten. Über die amerikanische Armee verbreitete sich das Virus weltweit und auch nach Europa, das 1918 in der Agonie des 1. Weltkrieges lag. Erschöpfung nach auszehrenden Kriegsjahren, genereller Mangel, Hunger, Flüchtlingslager und Massentransporte von Soldaten stellten den idealen Nährboden dieser Erkrankung dar. Wenn ein Wald durch sauren Regen beschädigt ist und in der Folgezeit schutzlos den Schädlingen zum Opfer fällt, dann kann ein Sturm, ein Unwetter, wie sie regelmäßig vorkommen, vielen Bäumen den letzten Anstoß zum Umfallen geben. Nicht anders erklären sich die hohen Todeszahlen durch die „Spanische Grippe".

Was begünstigt denn heute die Annahme, dass sich das gleiche Drama mit H5N1 ereignen wird? Sind es die Massen der neuen Armen, Verlierer der Globalisierung in Afrika, Amerika und Asien, die bedroht sind? Das Elend in den Großstadtslums weltweit ist bedrückend. Sind es die immungeschwächten, übermedikalisierten und überimpften Europäer, Japaner und Nordamerikaner, die potenziell gefährdet sind? Oder planen hier Pharmafirmen und Politiker ihren nächsten Coup? Das H5N1 – Virus ist seit 1984 bekannt und wohl schon länger existent. Nichts von dem Prophezeiten ist bisher eingetreten. Wie sollte auch eine Epidemie entstehen, wenn die erkrankten Tiere und Menschen so schnell versterben? Es bräuchte mehr Zeit und Latenz des Virus, um Ausbreitung zu ermöglichen. Es gibt so viele Ungereimtheiten in der Theorie der angedachten Pandemie, dass man wieder mehr die wirtschaftlichen und politischen Interessen als Motor dieser köchelnden Angelegenheit annehmen muss. Die Geheimnistuerei um die Virusanalysen machen skeptisch. Die Organisation der weltweiten Aktionen und Laboranalysen gehen vom CDC (Center of Disease Control) aus, welches seinen Sitz im US-Verteidigungsministerium, im Pentagon, hat.

Grundlage für die Freiwilligkeit von Impfungen ist die aktuelle geringe Gefahrenlage für die Entwicklung von Seuchen. In einer gut genährten, überversorgten Gesellschaft fehlt der Boden für das Vordringen von Seuchen, auch wenn diese vor der Tür angekommen sein können wie die Diphtherie in Russland oder die Tuberkulose außerhalb Europas. Erfolgreiche Schul- und Ausbildungskonzepte, Aufklärungen und Informationssysteme können Krankheitsgefahren wie zum Beispiel durch AIDS,

Hepatitis B, SARS oder H5N1, allesamt neuzeitliche Virusinfektionen, wirksam einschränken helfen. Übertragungs- und Ausbreitungsgefahren von Seuchen lassen sich durch Aufklärung, Erziehung, durch besondere Verhaltensregeln und schließlich durch Maßnahmen des Eingrenzens der Infektionsherde oder durch Reisebeschränkungen reduzieren.

Zuletzt zählt der Gesundheitszustand jedes einzelnen Bürgers. Es ist eher davon auszugehen, dass planmäßig geimpfte Personen bei jeder neuen Seuche krankheitsanfälliger und komplikationsgefährdeter sind als Menschen, die mit Eigenverantwortung absichtlich auf jede Impfung verzichtet haben und über viele Jahre ihr Lebenskonzept hin zu mehr Selbstveranwortung verändert haben. Das zeigen die Biografien solcher Personen in eindrücklicher Weise.

2. Günstige Lebensbedingungen

Für den Nichtgeimpften sind die Vorteile vor Ort und in seinem Land wesentlich: *Wohlstand, Friedenszeit, Bildung, Information und ein soziales Netz, das jederzeit weitreichende Hilfestellungen geben kann.*

Wir haben hier in Zentraleuropa mit der Gründung der Europäischen Union die Vorraussetzung für sehr günstige Entwicklungen geschaffen: Annäherung der verschiedenen Nationen, Ausgleich von Unstimmigkeiten als friedensstiftende Maßnahmen, Rückgang des Nationalismus, Güteraustausch und allgemein wachsender Wohlstand. All dies wird jedem in die EU nachfolgenden Land ermöglicht. Das hat unmittelbare Folgen für die Gesundheitslage in diesen Ländern, denn mit dem Wohlstand gehen die Seuchen und chronische Infektionskrankheiten wie die Tuberkulose zurück. *Das ist nicht das Verdienst irgendwelcher Impfungen, aber diese benötigen wir nun immer weniger.*

Neue Seuchen, die Allergiekrankheiten, die unbestimmten Schädigungen und Empfindlichkeiten des Abwehrsystems, breiten sich nun aus. Gegen diese helfen Impfungen nicht, bieten keinerlei Vorteil. Vielmehr müssen wir die Impfungen selbst anschuldigen, erheblichen Anteil zu diesem Wandel der Krankheiten beigetragen zu haben. Daher ist die Zeit reif, die Impfstrategie zu verlassen. Schließlich müssen wir einsehen, dass wir gegen die neuen fremden Seuchen von bekannten fieberhaften Infektionskrankheiten wie Masern wieder profitieren können.

Sollten sich diese aktuellen und anhaltend guten Lebensbedingungen wieder verschlechtern, wird man weitersehen müssen. Heute jedoch und auf absehbare Zeit können die aktuellen Vorteile genutzt werden, Kinder und ebenso Erwachsene in ihrer Entwicklung von den unumkehrbaren Injektionshandicaps freizuhalten!

Mit der Verbesserung des Lebensstandards nehmen der Konsum und die Umweltverschmutzung zu. Das betrifft im besonderen Maße die Großstädte, die dem wachsenden Autoverkehr ausgeliefert sind. Was sich bei uns mit Staubfiltern und Fahrverboten im Innenstadtbereich regeln lässt, misslingt in den vielen Megacitys. Hier sind gravierende Luftverschmutzungen für die zunehmenden Atemwegserkrankungen verantwortlich. Die weltweite Diskussion um und das Bewusstsein für die Klimakatastrophe wachsen. Die daraus resultierenden weiteren Gesundheitsgefahren steigern den Potenzierungseffekt nachteilhaft. In Europa ist die Lage noch recht gut überblickbar und günstig. Auch das ist ein Vorteil, der durch die europäische Vereinigung gefördert wird, indem Maßnahmen konzentriert werden können.

3. Wirtschaftliche Bedeutung

Impfungen sind für die überwiegend in den Wohlstandsstaaten angesiedelten Pharmafirmen attraktive Zukunftsprojekte. Ausgehend von den Impfungen gegen Erreger werden unzählige Neuentwicklungen bereits geprüft oder geplant sowohl gegen Antigene (Eiweißstrukturen) verschiedenster nichtinfektiöser Krankheiten als auch gegen verschiedene Krebsarten, Autoimmunkrankheiten, Diabetes mellitus, Bluthochdruck und viele weitere. Vorteilhaft und wichtig ist den Firmen ein gutes Image der Impfungen. Dann relativieren sich die Ausgaben, denn Vorsorge und gezielte Therapie dürfen etwas kosten, wenn sie denn erfolgreich Krankheiten und Begleitkosten vermeiden helfen. Hier kann die geistige, forschende Kapazität der hochentwickelten Industriestaaten zum Zuge kommen, denn viele dieser Länder haben wenig Rohstoffe und für industrielle Fertigungen ein zu hohes Lohnniveau. Leisten können sich diese angekündigten Weiterentwicklungen von Impfungen nur noch wohlhabende Gesellschaften. Die Kosten sprengen aber auch hier absehbar die bisherigen sozialen Netze und fördern damit direkt die Zwei-Klassen-Medizin.

Aus den Erfahrungen von 100 Jahren Impfen und den Veränderungen der Gesundheit in den Impfstaaten mit der Zunahme von Entzündungen, Infekten, Allergien, Rheuma, Bluthochdruck (mit den Folgen von Herzinfarkt und Hirnschlag) und Krebs kann man nüchtern festhalten, dass hier etwas wie gut geschmiert läuft: Impfungen machen krank, führen zu mehr Arzneikonsum, fördern chronische Erkrankungen, halten die Nachfrage nach innovativen Pharmapräparaten aufrecht und befriedigen rundum die forschende Pharma, die Wirtschaft um die Volksfürsorge, die Ärzteschaft, die Politiker als Lobbyisten, die Medien, die mit großen Anzeigen partizipieren und die Krankenkassen, die zwar die Beiträge erhöhen müssen, aber einen erheblichen Bedeutungszuwachs in diesen Gesellschaften erlangt haben und bereits 10% der Beiträge für ihren eigenen Verwaltungsapparat verschlingen.

Wenn hier jemand meint, sich eine eigene Gesundheit ohne Impfungen leisten zu wollen, dann gibt es genügend Argumente und Druckmöglichkeiten, diese Menschen zu diskriminieren, sie als Abenteurer mit „Harikiriabsichten“ zu verunglimpfen, sie in eine antisoziale Ecke zu schieben, sie erfolgreich zu isolieren, sodass die Masse davon unbeeindruckt bleibt. Schließlich werden die Medien erfolgreich eingespannt, Volkes Zorn gegen diese renitenten Einzelgänger zu entfachen. Das müssen Ungeimpfte wissen. Sie sollten sich Gleichgesinnten und Bewegungen wie EFI oder Aegis (siehe hier Adressen am Schluss) zur Unterstützung anschließen. Es sind Ihr Verhalten und Ihre Positionen im Umgang mit Vertretern unserer Gesundheitseinrichtungen vorab immer gut zu überlegen, um nicht erpressbar und nachgiebig zu werden.

Von Zeit zu Zeit werden Szenarien von Bedrohungen durch Infektionskrankheiten aufgetischt, die immer wieder selbstredend den Ruf nach Impfungen auslösen und stärken sollen. Ob es die Pocken, die SARS-Infektion, die FSME, Vogelgrippe oder die Maul- und Klauenseuche ist - die Bilder der Seuchenbekämpfung für die Fernsehgemeinde wirken ähnlich wie die Bilder von Kriegsschauplätzen oder von den Wirkstätten des Terrorismus: Alles das ist beste Propaganda pro Impfen, pro Waffenkäufe und pro Einschränkung der Bürgerrechte. Diesem Druck zu widerstehen, wird zunehmend schwerer. Es braucht heute einige Kreativität und Aufmerksamkeit, um sich diesen Angriffen zu entziehen. Aber es lohnt sich!

4. Die Nachhaltigkeit der Impfungen

Für das langfristige Überleben der Menschen auf diesem Kontinent sind die Fragen der Nachhaltigkeit aller menschlichen Errungenschaften auf die Umwelt streng zu prüfen, um nicht eines Tages mit bösen Überraschungen für unser Wohlergehen konfrontiert zu werden. Wir sind es den nachfolgenden Generationen schuldig! Das berührt auch die Impfungen, denn die Injektionen verändern die Gene, belasten die Nachkommen.

Die Impfprogramme werden kontinuierlich ausgebaut und jedem Bürger aufgedrängt. Die Ausweitungen des Impfthemas auf die Vorbeugung bedeutender Zivilisationskrankheiten wird den Sinn und Unsinn dieser Geschäftsidee der Pharmakonzerne und damit die gesamte Impfdiskussion hoffentlich erheblich verschärfen. Reparatur ist geschäftlich interessanter als konsequente frühe Gesunderhaltung. Denn es ist ebenso klar, dass andere Konzepte nicht entworfen werden, die das Entstehen dieser Zivilisationskrankheiten im Lebensbeginn verhindern können. Schon heute fehlen die Studien, die aufzeigen könnten, wie gerade durch Impfungen die Zivilisationskrankheiten vorangetrieben werden. Warum sollte man sich heute auch diesen Markt verderben?

Es interessiert nicht den Arbeitgeber einer Klinik, mit welchen Schäden die Angestellten belastet sind, nachdem die vorgeschriebene Hepatitis B – Impfserie erfolgt ist. Hauptsache ist, dass der Nachweis erbracht wurde.

Jeder Chirurg kümmert sich pflichtgemäß bei Unfallpatienten um die Tetanusimpfung. Doch wie geht für die Betroffenen das Leben weiter? Die veränderte Gesundheitslage kann in der Folgezeit schon längst bewältigt geglaubte Leiden wie den Heuschnupfen oder Ekzeme wieder hervorbringen. Das könne keinesfalls der Impfung angelastet werden, wird dann der knappe aber bestimmte Kommentar sein, auch wenn niemand das beweisen kann.

Was wissen wir heute über die Wurzeln und Ursachen der vielen chronischen Krankheiten unserer Zeit? Welche Rolle spielen dabei die Impfungen? Es wird höchste Zeit, dass entschieden mehr über die Nachhaltigkeit der Impfungen geforscht wird. Wenn wir schon nicht klären können, was nach einer Injektion im Menschen passiert und verändert wird, so wird es dringend notwendig, in jeder Langzeitstudie den Einfluss von Impfungen mit zu prüfen. Bis heute begnügen sich die für die Impfverbreitung Verantwortlichen, die wirtschaftlichen Belange über die notwendige wissenschaftliche Forschungsarbeit zu stellen. Ein Impfstoffhersteller muss belegen, dass seine Entwicklung einen Nutzen habe. Über den Schaden wird nur halbherzig geforscht. Den trägt in deutschsprachigen Ländern schließlich der Steuerzahler. Die Betroffenen leiden in der Regel ohne öffentliche Anerkennung.

Man muss es sich immer wieder vor Augen halten: Systematisch wird die Durchimpfung einer ganzen Gesellschaft vorangetrieben, und von den Verantwortlichen wird nichts unternommen, mit Langzeitstudien die Nachhaltigkeit dieser Eingriffe in die Gesundheit der Bürger zu klären!

VI. Impfstoffe

Noch sind die Impfpräparate „schlecht“! Bei allem Bemühen der Hersteller sind bis heute keine Befreiungen der Impfungen von unnötigem Ballast wie Aluminiumsalze, Konservierungsstoffe, Verunreinigungen von Züchtungsmedien und anderen Zusätzen möglich. Alle diese „Additive“ werden mit den Wiederholungen dem Abwehrsystem erneut eingespritzt, steigern die Empfindlichkeit und werden somit zu einem Ereignis der Allergisierung. Es ist völlig unverständlich, warum Impfbefürworter das Allergierisiko durch Impfungen grundsätzlich ablehnen und ignorieren. Zur Sicherung des Beweises müssen dringend echte Studien zwischen Geimpften und absolut Ungeimpften durchgeführt werden. Ich bin sicher, es wird dann deutlich werden, welche „Verwirrung“ die Impfungen in zuvor gesunden Menschen anrichten.

Unterschieden werden muss zwischen den Allergieformen:

1. Reaktionen auf Bestandsteile der Impfpräparate. Das sind die Vollantigene: Eiweiß der Züchtungsmedien wie Hühnerei, die Impfantigene, Thiomersal und auch Aluminium.
2. Reaktionen auf andere Substanzen, die nicht im Impfpräparat vorhanden sind, aber zu denen der Impfling in der Folgezeit Kontakt bekommt oder bereits hat und nun in erhöhtem Maße sensibel wird.
3. Man übersehe niemals den oben (in IV.3.) erwähnten Potenzierungseffekt in dieser Lage, wenn der Impfling bereits unter anderen ungünstigen Einflüssen steht und durch die Impfung provoziert wird. Das erträgliche Maß kann voll sein und die Überstimulation in Allergiereaktionen, Histaminausschüttungen, als Nesselfieber, Nahrungsallergie, Hautreaktionen oder als Asthma bronchiale deutlich werden.
4. Reaktionen, wie sie heute in den vielfältigen Spielarten allergischen Erkrankens bekannt sind. Das sind bei Erwachsenen häufig die Immunvaskulitiden (Immunkomplexe, die an der Gefäßwand Reaktionen auslösen, die Gefäße und dazugehörigen Organsysteme

schädigen) und die zirkulierenden Antikörper gegen körpereigenes Material (Autoantikörper, Autoimmunkrankheiten). Es ist alles nicht voraussehbar, scheint aber mit den organischen Anforderungen der jeweiligen Lebensphase zu tun zu haben. Bei kräftemäßig sehr beanspruchten Frauen mit Schwangerschaften und Stillzeiten häufen sich auffällig die Autoimmunthyreoitiden (die Zerstörung der Schilddrüse durch gegen sich selbst gerichtete Antikörper), das sind allergisch bedingte, autoaggressive Entzündungen und Zerstörungen dieses Organs. Dieses Erkrankungsrisiko wird durch die hohe Energiebelastung und durch die Routine-Jodverordnungen ungünstig gefördert (siehe auch in 18).

5. Mit jeder Wiederholung von Impfungen wird das Allergierisiko in Wechselwirkung mit den zeitgleich einwirkenden allgemeinen Fremdkontakten gesteigert. Daher ist eine Unterbrechung des Impfens sofort nach einer übermäßigen Reaktion (wie Entzündungen, Lähmungen, Krampfanfälle, Schmerzen, Allergieschübe oder Wesensveränderungen) auf eine gedankenlos angenommene Spritze geboten. Wenn eine Impfung Qualität hätte, müsste ohnehin eine Injektion ausreichen. Die Wiederholungen steigern lediglich das Allergierisiko.

Impfungen sollen Reaktionen in der Abwehr auslösen. Das erfolgt durch die reine Antigengabe in nicht ausreichender Weise. Aus diesem Grund werden den Präparaten sogenannte Immunverstärker zugesetzt, die anschließend Laborreaktionen mit Reagenzien ermöglichen, die ohne diese Zusätze nicht stattfinden würden. Dazu zählen Substanzen wie die Aluminiumsalze, die aber das Lymph- und Nervengewebe beschädigen. Der Bluff mit diesen Aktivierern wird deutlich, wenn trotz vereinbarungsgemäß günstigen Laborreaktionen als Beleg für einen Impfschutz später die Krankheit auftritt, gegen die geimpft wurde. Das eindrücklichste Beispiel ist hier die Tetanusimpfung.

Impfungen können als vorsorgende Maßnahme erst dann wieder ernsthaft diskutiert werden, wenn:

- keine Lebenderreger verabreicht werden

- nicht gespritzt, sondern oral über den Magen-Darm verabreicht werden und
- nicht wiederholt, sondern nur einmal gegeben zu werden braucht
- der Potenzierungseffekt beforscht wird
- und Ungeimpfte gegen Geimpfte in Dauerstudien verglichen werden, um Übersicht über die Nachhaltigkeit zu erlangen.

Es bleiben stets die ernsten Bedenken, unreife Säuglinge und Kinder bis 3 Lebensjahren so früh im Leben mit Krankheit absichtlich zu konfrontieren. Die Aussichten, essbare Impfungen in genmanipulierten Tomaten, Kartoffeln oder Bananen zu konsumieren, werden wieder getrübt durch die ungeklärten Langzeitauswirkungen dieser Gentechnik für den Menschen.

VII. Alternativen des Impfens

Alternative 1: Nicht impfen

Die entscheidende Alternative zum Impfen ist das absolute Nichtimpfen! Zugleich ist dieser Verzicht der entscheidende Vorteil vor allen anderen Alternativen, die hier noch aufgezählt werden. Wer auf Impfungen verzichtet und sich in diesen Fragen von Arzt und Medizin in Zukunft fern hält, hat allein durch dieses Verhalten erhebliche Gesundheitsvorteile. Der Sinn dieser Informationsschrift liegt aber in der Betonung aller Vorteile, die Sie nutzen können, um langfristig gesund und bei Wohlbefinden zu bleiben.

Es ist zu betonen, *dass allein der vollständige Verzicht von Impfungen* die Lebensvorteile garantiert. Jeder Kompromiss, jede Teilimpfung gefährdet und steigert die Risiken für Krankheiten und Komplikationen! Daher soll man streng mit sich sein und jedes Impfangebot sorgfältig prüfen, bevor man eine Entscheidung trifft und sich darauf einlässt. Wer entschieden in der Ablehnung bleibt, der wird immer Wege finden, sich nicht erpressen und unter Druck setzen zu lassen.

Bis zum 15. Lebensjahr kann heute in Zentraleuropa auf jede Impfung verzichtet werden. Danach sind Aufklärungen und Gespräche über die Themen der Hepatitis B und der Rötelnerkrankung für Schwangere notwendig. Denn mit dem Beginn der Sexualität, dem biologisch intimsten Nähezustand zum Fremden, sind besondere Immunprobleme zu berücksichtigen, von denen die meisten als Geschlechtskrankheiten jenseits dieser Impfempfehlungen liegen und zu beachten sind. Auch die HPV-Infektion soll hier zur Sprache kommen (siehe hier in X.9.). Das hat unmittelbare Konsequenzen fur alternative Einstellungen und Verhaltensweisen.
Jederzeit können auch geimpfte Personen Abstand von weiteren Impfungen nehmen, um sich einer anderen Gesundheitspflege zuzuwenden. Das Vergangene kann zwar nicht rückgängig gemacht werden, jedoch können Vorschäden zur Ruhe kommen und ihre Relevanz verlieren. In besonderer Weise gilt das für Frauen nach der Schwangerschaft: Wenn ein Kind geboren wurde, sollte sich diese Frau nie wieder impfen lassen. Der Grund liegt in der Chance der Schwangerschaft für die Gesamtgesundheit, die angesichts der niedrigen Kinderzahlen von heute so schnell nicht mehr

wiederkommt. Die Schwangere unterdrückt ihre Abwehr, um das Kind volle 9 Monate in ihrem Bauch behalten zu können. Dabei kommt es zu einer Beruhigung alter Immunschäden, die häufig nach der Geburt nicht mehr oder nur noch abgeschwächt auftreten. Das kann sich unversehens ändern, wenn, wie heute üblich, der Kinderarzt nicht nur das Kind, sondern gleich die Mutter mit impft. Der alte Heuschnupfen, die juckenden Ekzeme oder das Asthma erscheinen wieder und bleiben ihr nun lange als chronische Qual erhalten.

Alternative 2: Aktiv werden

Der Impfplan ist vorgegeben. Das Selbstverständnis zu impfen ist verbreitet. Vorsorgeuntersuchungen werden als Impftermine angesehen und missbraucht. Jeder noch so belanglose Arzttermin, jeder Kontakt mit dem Schul- oder Betriebsarzt bringt heute bereits die Konfrontation mit dem Impfthema. Wer hier keine eigene Position, keine Entscheidung für sich vorab getroffen hat, der wird erst die Erfahrung machen müssen, dass Impfungen unversehens stattfinden, obgleich man doch nicht wollte oder noch Bedenkzeit wünschte. Plötzlich und zu spät erkennt man sich als Opfer eigener Unentschlossenheit und von Überrumpelung.

Wer den Verzicht erwägt, muss aktiv werden und sich selber kümmern. Alternativen werden nicht angeboten, sind nicht vorgesehen. Man muss sich diese erarbeiten, Kontakte suchen, andere Schriften lesen und kritisch werden. Wegen der Unumkehrbarkeit von Injektionen sind aktive eigene Entscheidungen grundsätzlich vorab notwendig und zu suchen.

Wesentlich schwieriger wird dann der Weg, aktiv das Nichtimpfen durchzuhalten und noch schwieriger, dieses im Familien-, Freundes- und Bekanntenkreis zu vertreten. Da es keine eindeutigen Studien zu den Vor- und Nachteilen des Impfens gibt, werden Sie schnell erleben, wie emotional und tendenziell aggressiv die Gespräche verlaufen. Das überrascht immer wieder, haben Sie es doch in der Regel mit unaufgeklärten oder nur einseitig informierten Personen zu tun.

Es empfiehlt sich, mit den Voreingenommenen, den Uneinsichtigen oder mit den Ignoranten, die sich weigern, andere Standpunkte und Entscheidungen zu prüfen und zu tolerieren, keine Diskussionen zu führen. Es kann sogar heute empfehlenswert sein, das eigene Nichtimpfen oder das seiner Kindern besser zu verschweigen und nicht bekannt zu geben.

Die beste Taktik im Umgang mit uneinsichtigen intoleranten Ärzten oder Behörden ist das Hinhalten und Aussitzen der Aufforderungen zu Impfungen. Man verweise auf Vertrauensärzte, mit denen allein Sie diese Angelegenheiten zu klären beabsichtigen. Oder Sie verharren im Schlendrian. Bedenken Sie, dass Impfaufforderungen konsequent verfolgt werden, jedoch für den Impfschaden interessiert sich keiner oder ist niemand zuständig.

Zu der notwendigen Aktivität zählt natürlich auch, die weiteren Alternativen ernst zu nehmen und anzustreben.

Impfungen ohne soziale Bedeutung

→ Reine **Individualentscheidungen!**
- Tetanus, Diphtherie
- HiB, Pneumokokken, Meningokokken
- Tuberkulose,
- Grippe, FSME, Rotaviren, HPV
- Hepatitis A

Tab.3: Impfungen ohne soziale Bedeutung.

Wie sehr Ihre Individualentscheidung notwendig ist, zeigt die Tabelle 3, in der alle Impfungen gezeigt werden, die keine Verpflichtung zu einer sozialen Verantwortung bedeuten. Nur Ihr eigenes persönliches Risiko tragen Sie mit der Entscheidung dafür oder dagegen.

Argument: „Soziale Impfung"

- **Epidemieverhinderung, „Ausrottung":**
  Masern, Mumps, Röteln, Windpocken (MMRV)
  Pocken, Poliomyelitis, (Keuchhusten)
- Politische Impfung: Gelbfieber
- Kosten-Nutzen-Rechnungen: Belastungen der Sozialkassen

Tab. 4.: „Soziale" Impfungen

Ihre Position in der Argumentation gegen Impfungen wird schwieriger, wenn man Sie auf eine soziale Verantwortung festlegt, durch Impfteilnahme beizutragen, dass diese Krankheiten nicht wiederkommen. Das betrifft die Ausrottungsprogramme einzelner Nationen und der WHO gegen Masern, Mumps, Röteln, Windpocken, Pocken, Poliomyelitis und Keuchhusten. Keuchhusten ist in der Tabelle 4 in Klammern gesetzt, weil es sich um eine bakterielle Erkrankung handelt, die nur reduziert, aber nicht ausgerottet werden kann. Außerdem schützt die Impfung nicht so sehr, sondern verlagert die Erkrankung ärgerlicherweise in das Erwachsenenalter.

Die bekannten Kinderkrankheiten sind heute eher eine Chance für mehr Gesundheit als ein Lebensrisiko, wie eingangs hier bereits aufgezeigt wurde. Da kann eine Gesunderhaltung ohne diese Impfung zu Ihrem guten Recht werden, das bis heute in Deutschland auch zugestanden wird. Dass möglicherweise andere geimpfte Personen zum Nichterkranken beitragen, weil die Krankheit ja seltener vorkommen könnte, wird bei Ungeimpften als „schmarotzendes Verhalten", und Sie werden als „Nutznießer" verurteilt. Die MMRV-Lebendvirus-Impfungen tragen dazu bei, die Erkrankungen möglicherweise im fortgeschrittenen Alter mit weniger Gewinn und Sinn durchstehen zu müssen. Die Impfimmunität ist in der Regel schwach, hält kein Leben lang. Sogar zweifach gegen Masern Geimpfte können erkranken. Vorteile für das Leben haben langfristig diejenigen, die diese Krankheit im Kindes- und nicht im Erwachsenenalter durchmachen. Bei einer guten Gesundheitspflege ohne Impfungen sind diese Krankheiten dann nicht mehr problematisch.

Die Polio kommt bei uns nicht mehr vor, deshalb braucht kein Ungeimpfter diese Impfung mehr annehmen. Der Verzicht auf die gesetzlichen Pockenimpfungen (1976) und auf so gefährliche Substanzen wie DDT, die das Nervensystem angreifen, haben zum Verschwinden der Polio beigetragen. Wo diese gesundheitsschädigenden Substanzen wie zur Bekämpfung der zunehmenden Malariaausbreitung in den Tropenländern wieder zugelassen werden, flammt die Polio mit Nervensymptomen wieder auf. Im Übrigen (in 99 von 100 Fällen) ist „Polio" lediglich eine Durchfallerkrankung.

Pockenausbrüche sind ein theoretisches Risiko, das keinerlei Impfvorsorge benötigt.

Es gab Zeiten, da haben *Geimpfte die Ungeimpften schädigen können*, wenn sie eine Lebend-Polio-Impfung erhalten hatten. Durch Ausscheidungen über den Darm und über Schmierinfektion sind Ansteckungen mit diesen Viren vorgekommen. Wiederholt gab es Fälle von Impfpolio bei immunschwachen Menschen bis hin zu kleinen Impfpolioepidemien. Heute können gegen Keuchhusten geimpfte Mütter ihren Säugling anstecken, ohne zu wissen, dass sie den Erreger übertragen.

Weiterhin bestehen Ansteckungsrisiken für Ungeimpfte durch den Kontakt mit frisch Geimpften, die Lebendimpfstoffe wie gegen Masern, Mumps, Röteln, Windpocken und Gelbfieber erhalten haben.

Die Gelbfieberimpfung ist politisch festgelegt von Staaten, die die Einwanderung dieser Erkrankung befürchten. Man meide diese Reisen und die Infektionsgebiete von Gelbfieber.

Das Argument der Kosten-Nutzen-Vorteile zugunsten der Impfungen ist leicht zu entkräften, wenn man dazu überginge, die Kosten aus den Behandlungen der Folgeschäden wie Entzündungen und langfristige Immunstörungen der Impflinge hinzuzurechnen.

„Antisoziale Impfung": HPV (ab 2006)

- Zu teuer: > 450 €
- Kostet soviel wie der gesamte bisherige Impfkalender (DTPertPolHiBHepB, MMRV)
- Zu früh auf dem Markt
- Wirkung unbewiesen
- Nachteile zu kurz beobachtet
- Bereits 2007 voreilig von der STIKO empfohlen

Tab.5. : Die antisoziale HPV-Impfung.

Eine regelrecht antisoziale Impfung ist die neue HPV- Impfung, weil diese zu teuer ist und auf dem Markt kommt, ohne dass erwiesen ist, dass der versprochene Erfolg eintritt. Erste Nachprüfungen zeigen auf, dass der Nutzen fehleingeschätzt wurde und durch die Impfung mit erheblichen Problemen und Ärgernissen zu rechnen ist (14). Hier kann aktive Ablehnung offen betrieben werden, auch wenn das missfällt und das Geschäft stört. Über die speziellen Alternativen wird später berichtet.

Alternative 3: Minimierung der Fremdeinflüsse

Wie oben (in IV 3) bereits beschrieben, verhält sich das Schadensrisiko in biologischen Systemen anders, als die Studien zu der Gefährlichkeit von Einzelsubstanzen uns aufzeigen wollen. Nicht additiv, sondern potenzierend, die Schädigungen erheblich steigernd, wirken sich komplexe Einflüsse aus. Eins plus eins ist dann nicht zwei wie in der Mathematik, sondern 100 und mehr im Gesamteffekt! Das Problem liegt danach in der Unmöglichkeit, klare Angaben für das Schadensrisiko irgendeiner Fremdeinwirkung auf den Menschen geben zu können. Auch Arbeitsplatz-Grenzwerte von Schwermetallen oder Dioxin können dadurch als gefährlicher relativiert werden. Das besagt der Potenzierungseffekt in der Toxikologie. Mit dieser Erkenntnis kann nur das Bestreben nach dem Minimum jeder bekannten riskanten Stofflichkeit oder physikalischen Energie angeraten werden. Es geht um eine Lebensplanung vom Beginn an, die die bestmöglichen Immunstärkungen ermöglicht. Dazu zählt die Vermeidung jeglicher den Menschen schädigender Fremdeinflüsse. So besehen ist viel Misstrauen notwendig: Es gibt keine ungefährliche Strahlung, weder Röntgen-, nukleare aus der Umgebung von Kernkraftwerken oder Post-Tschernobyl-Strahlen aus Gemüse wie Pilzen, noch ungefährliche elektrische Felder, elektromagnetische Wellen von Handy-Masten oder von den Handys selbst. Es gibt auch keinen harmlosen Ultraschall oder ungefährliche Höhenstrahlung im Flugzeug. So weit man es überblicken kann, sollte man allen diesen Energien aus dem Weg gehen, die Dosis reduzieren, die Einwirkungszeit wo immer möglich verkürzen oder beenden. Es gibt genügend Kenntnisse und Alternativen. *Man muss sich bemühen, hier permanent wachsam zu sein, auch wenn dies von anderen nicht verstanden wird.*

Das gleiche gilt für die Einwirkungen von Schwermetallen, von synthetischen chemischen Substanzen, von bekannten Giften, von Medikamenten und deren Metaboliten, die vermehrt im Leitungswasser auftreten können. Abstinenz ist dringend geboten, wo immer diese nur möglich ist.

Für alle potentiell schädigenden Einwirkungen ist relevant,

- wie nahe diese herankommen,
- wie hoch die Dosis und
- wie lange die Einwirkungszeit und
- wie die aktuelle gesundheitliche Verfassung ist!

Dabei übersehe man nicht, dass die gespritzten Impfungen die bedenklichste Nähe einnehmen. Ihr mühsam erlangtes Wohlbefinden und Gleichgewicht kann unversehens durch solch eine Injektion entgleisen

Die unmittelbaren Konsequenzen aus der Sicht des Potenzierungseffektes stecken in den nachfolgenden Alternativen.

Alternative 4: Verzicht auf Aluminium

Dieses „moderne“ Metall wird hier gesondert erwähnt, da es nicht nur ein Bestandteil der meisten Impfungen ist und somit ungefragt in Menschen eindringt, vielmehr wird es noch nicht öffentlich als gefährlich diskutiert und angeprangert wie mittlerweile Blei oder Quecksilber. Daher nenne ich es das Problemmetall des 21. Jahrhunderts. Denn es wird höchste Zeit für ein angemessenes Problembewusstsein.

Wenn Aluminium ionisiert, und das geschieht im sauren Milieu (bereits ab einem pH von 7,4 und darunter), dann dringt dieses Aluminium-Ion durch alle Barrieren des Menschen: Durchwandert die Haut, die Schleimhaut, die Gefäßwände, die Zellmembran und die Blut-Hirn-Schranke, um an den Ort zu gelangen, wo es sich langfristig ansammelt, Schaden ausübt und zerstört: Im Gehirn!

An anderer Stelle (10,11) ist die krankmachende Bedeutung dieses Metalls von mir bereits umfassend dargestellt worden und soll hier nicht im Detail wiederholt werden. Bekannte Langzeitschäden durch Aluminium stimmen derart auffällig mit chronischen Krankheiten von heute überein, dass es an der Zeit ist, sich hier sorgfältig um eine Minimierung zu bemühen. Zu diesen Krankheiten gehören die Altersdemenz, degenerative Gehirnerkrankungen, Anfallsleiden, Unruhe- und Überaktivitätsstörungen, Verhaltens- und Konzentrationsstörungen bei Kindern sowie generell Schäden von Nerven und Sinnesorganen.

Es braucht nicht viel, um mit Aufmerksamkeit eine Reduktion der täglichen Aluminiumaufnahme zu erreichen. Veränderungen spürt man nicht unmittelbar. Als akuten toxischen Effekt von Aluminium bei Impfungen können die Schmerzen und Entzündungen an den Einspritzstellen und viele ungeklärte nachfolgende Nervenschäden angesehen werden. Ansonsten werden akute wie auch chronische Aluminiumvergiftungen kaum wahrgenommen. Es geht hier um eine Langzeitstrategie, um die unbedachte und real drohende Aufnahme und Einlagerung von Aluminium in das Gehirn zu verhindern oder zu reduzieren. So manche Abrechnung nachlässigen Verhaltens wird uns als Behinderung im höheren Alter präsentiert. Insofern ist schon jeder seines eigenen Glückes Schmied.

Häufige Quellen für die Aluminiumaufnahme neben den Impfpräparaten sollte man kennen und beachten. An vorderster Stelle steht heute das Leitungswasser. Zu hohe Mengen von Aluminium werden zugelassen. Auch aus anderen noch zu erwähnenden Gründen sollte dem tiefen Quellwasser aus Flaschen zumindest bei Schwangeren und Kleinkindern in den ersten vier Lebensjahren der Vorzug gegeben werden. Nach bisherigen Erfahrungen ist von Leitungswasser als Getränk abzuraten. Bezogen auf den Aluminiumgehalt kann jede Ansäuerung des Wassers in der weiteren Verwendung die schädliche Ionenaufnahme aktivieren, sei es durch Fruchtsaftzusätze oder Essigbeimengungen. Das Leitungswasser ist für Schwangere und Kleinkinder nicht geeignet, weil noch viele weitere schädliche Beimengungen toleriert werden wie Nitrate in zu hoher Konzentration, Arzneimetaboliten, chlorierte Kohlenwasserstoffe, Jod und einiges mehr aus der getrübten Umwelt.

An nächster Stelle der Häufigkeiten unbedachten Aluminiumkonsums steht der Gebrauch der Deodorantien. Praktisch jedes Deo nutzt den eintrocknenden Effekt der Aluminiumsalze für seine Wirkung. Aluminium wird durch den sauren Schweiß leicht über die Haut aufgenommen und schädigt Lymphbahnen und Nerven, und lagert sich wieder im Gehirn ein. Besonders die Frauen sollten wegen der Zunahme des Brustkrebses diesen Leichtsinn nicht begehen. Hier sollte man den wenigen Aluminium-freien Deos den Vorzug geben. Diese wirken zwar nicht so gut, können aber bei häufigerem Waschen und Kleiderwechsel genügen. Bei unangenehmen Gerüchen helfen effektive Mikroorganismen oder Duftstoffe. Das ist allemal gesünder.

Mit Aluminium arbeitet die Lebensmittelindustrie. Sie müssen an vielen Stellen im täglichen Leben, wie in der Tabelle 6 zusammengefasst, mit diesem modernen Problemmetall rechnen.

Das Vorkommen von Aluminium im täglichen Leben:

- in Wasser (bis 20.000 fach überschrittene Grenzwerte)
- über Dünger und sauren Boden in Pflanzen und Tieren
- in Schwarztee (gedüngt mit Alaun = Kali-Alum-Sulf und gedeiht gut auf saurem Böden)
- in Kochsalzen (damit nicht verklumpt)
- in Schmelzsalzen (damit Käse schneller schmilzt = spart Energie!)
- in Flüssigei
- in Backpulver (Na-Alum-Phosphat)
- in Wurstpellen
- in Kaugummi
- in Zahnpasten
- in Deodorantien
- in Fertigkaffee
- in Säureregulatoren
- in Konserven, Trinkdosen (Limos, Bier)
- im Haushalt (Aluminium - Pfanne, -Behälter, -Feldflaschen, -Dosen, -Folien, → über Zitronensäure, Glutamat, Maltol, Milchsäure, Tomaten, Essig u.a.)
- in Backblechen (→ Laugengebäck)
- in Arzneien (Antazida, Antidiarrhoika, Phosphatbinder, Halsgurgelmittel, Antiseptika, Hämostyptika, Tonerde)
- in Färbemittel (im Autobau, Flugzeuge, Raumfahrt)

Tab.: 6.: Das Vorkommen von Aluminium im täglichen Leben (entnommen dem Kinderbuch (10)).

Alternative 5: Verzicht auf Quecksilber

Auch zu diesem Thema verweise ich auf meine Ausführungen an anderer Stelle (10, 11). Hier erwähne ich dieses für den Menschen so gefährliche Metall, weil lange die Beimengung zu den Impfungen verschwiegen wurde. Zwar hat die Verwendung von Quecksilber im „Thiomersal“ als Konservierungsmittel in Impfungen seit 1998 aufgehört. Doch generationenlang wurde damit Schaden zugefügt im Namen aller öffentlich die Impfungen befürwortenden Einrichtungen. Quecksilber schädigt alle Drüsen, einschließlich Leber und Gehirn. Unheimlich ist die Vorstellung, wie Aluminium und Quecksilber sich nach einer Impfung in ihrer Schadenswirkung potenziert haben mögen. Es liegen genügend Kenntnisse zu diesem Problemmetall vor (siehe in 10, 11), trotzdem wird es weiter toleriert, und Sie müssen mit Altlasten rechnen. Es kam und kommt vor:

- Als Konservierungsmittel, weil es keine Verbote gegeben hat, sondern nur Empfehlungen des Verzichts.
- Als Konzentrat in Raubfischen, weil es durch Entsorgung in die großen Meere zu Kumulationen entlang der Nahrungskette gekommen ist, sodass nach den großen Raubfischen der Mensch durch Verzehr zum Endlager wird.
- In Zahnamalgamen, in denen es 50% des Gesamtmetallanteils ausmacht und durch beständige Korrosion freigesetzt wird.

Trotz warnender Erkenntnisse wird das Zahnamalgam mit dem hohen Quecksilberanteil weiter toleriert. Es darf außer bei Schwangeren und Kindern weiterhin verwendet werden. Dazu hat ein Bundesamt für Arzneisicherheit beigetragen, indem es Amalgame wiederholt für unbedenklich erklärt hat (27). Es ist einfach unbezahlbar, auf Kosten der Krankenkassen alle Gebisse in diesem Land von diesem Metall zu befreien. Heute noch (2008) befindet sich in den Gebissen von 70% der deutschen Bevölkerung dieses nicht tolerierbare Metall. Man rechnet wohl damit, dass die Zähne der nachwachsenden Generationen besser werden und sich auf diese Weise das Amalgamproblem kostenneutral erledigt. Erwachsene müssen sich aber vorsehen, an welchen Zahnarzt sie geraten: Ist dieser ein Befürworter oder Gegner der Amalgame? Stellen Sie diese Frage, und dann entscheiden Sie, wem Sie sich anvertrauen möchten.

Von den Zahnfüllungen wird täglich mehr an Quecksilber freigesetzt, als man mit der Nahrung aufnehmen kann. Als Faustregel gilt, dass man 1/8 des freigesetzten Quecksilbers im Organismus aufnimmt. 60% des Quecksilbers, das in den mütterlichen Kreislauf gelangt, geht in der Schwangerschaft und Stillzeit auf das Kind über. Dabei werden beim Ungeborenen die Grenzwerte von Quecksilber für den erwachsenen Menschen um bis zu dem 30-fachen überschritten (11). Das wirkt sich aus. Quecksilber schädigt Zellmembranen, das Nervensystem, löst Allergien aus, schädigt das Ungeborene und führt zu Krebs. Wohlgemerkt: In Einzel-Studien kann dem leicht widersprochen werden - *in der Praxis ist relevant, dass über den Potenzierungseffekt Wirkungsverstärkung eintritt.*

In Konsequenz sollte man dringend alles Amalgam aus den Zähnen beseitigen lassen und nur noch selten Meeresfisch essen. Wie sehr alle diese Komponenten im Menschen langfristig unheilvoll in Richtung Krebs wirken, ist an anderer Stelle (11) aufgezeigt worden.

Alternative 6: Verzicht auf Medikamente

In Zentraleuropa besteht Vollversorgung. Den Menschen ging es noch nie so gut wie heute, am Anfang des 21. Jahrhunderts. Der allgemeine Wohlstand hat erheblich zugenommen. Es leisten sich diese Länder Sozialsysteme, die großzügig die Arzneikosten übernehmen. Das weckt Begehrlichkeiten der Wirtschaft, den Konsum anzukurbeln, um Gewinne zu erwirtschaften. Nichts anderes macht die Pharmaindustrie, wenn sie die Werbung nutzt, um ihre Produkte loszuwerden. Das treibt manchmal merkwürdige Blüten, wie z.B. jüngst (2006), als zweifelhafte bis unwirksame und vom Verfall bedrohte Pillen von Wohlstandsstaaten millionenfach eingekauft wurden, um für den Fall eines Seuchenausbruchs vorbereitet zu sein. Das waren die Präparate Tamiflu® und Relenza®, die gegen die H5N1- Vogelgrippe wirken sollen. Noch unverständlicher waren die zeitgleichen Aufträge für Vorimpfungen gegen das noch unbekannte Virus, so es denn irgendwann den Menschen epidemisch bedrohen sollte.

Die Aktien der entsprechenden Konzerne stiegen prompt und eindrucksvoll an.

60% der Deutschen nehmen regelmäßig Nahrungsergänzungsmittel und am häufigsten Magnesium. Bei Erkrankungen erfolgt schnell der Griff nach Tabletten. Krankenkassen geben in Deutschland erheblich mehr für verordnete Medikamente aus als für die Basisversorgung durch Ärzte. Das alles ist das Ergebnis einer langfristigen, sehr erfolgreichen Umerziehung, mit dem Effekt, dass wir glauben, unsere Nahrung tauge nichts mehr und sei zu arm an lebensnotwendigen Wirkstoffen, oder Tabletten seien eleganter als ein Tee oder ein pflanzliches Präparat, oder Befindensstörungen erforderten einen Arztbesuch, und dieser münde in einem Rezept. Kranke moderne Gesellschaft! Welchen Irrtümern sind wir hier aufgesessen!

Bevor es den Einsatz irgendeines Medikamentes bedarf, sollte man das Verhalten ändern, Schlaf und Erholungszeiten suchen, die Ernährung überdenken und heute in der Regel den krankmachenden Stress angehen. Wenn denn alles nicht mehr hilft, dann gibt es genügend Regulationsmethoden, die ungefährlich das Gleichgewicht und Befinden wieder herstellen können. Das sind Methoden wie die Homöopathie, die Akupunktur, die Osteopathie oder auch die anthroposophisch erweiterte Medizin. Oft muss man allerdings heute sich um andere, kundige Therapeuten selber bemühen, die man dann auch noch selber bezahlen muss. Die von den Kassen getragene und finanzierte Medizin vernachlässigt alternative Verfahren, setzt nur auf ihre Allianzen mit der Pharmaindustrie und der Medizintechnik. Wenn man das bedenkt, kommt man zu dem Schluss, dass es vielleicht wichtiger ist, sich nach guten Lebensberatern umzusehen, als Haus- oder Fachärzte zu konsultieren. Zu dieser Entwicklung haben Ärzte und Politiker gemeinsam beigetragen, indem sie Abrechnungssysteme fur Ärzte geschaffen haben, die alternative und kostengünstige Methoden nicht mehr honorieren.

Bevor irgendein synthetisch produzierter Wirkstoff eingenommen wird, sollte man sich den Teemischungen und pflanzlichen Arzneien unseres Landes zuwenden. Über Generationen wurde hier Wissen angehäuft, das allerdings gezielt von der Pharmaindustrie in Misskredit gebracht wurde. Die biologischen Präparate sind in der Regel wesentlich bekömmlicher und können genügen. Sie bedeuten den geringsten Eingriff in den Organismus. Aber auch das muss man wollen und ganz gezielt verfolgen!

Jedem leuchtet unmittelbar ein, dass Schwangere und Kinder die größte Empfindlichkeit für Pharmazeutika haben und Schutz bedürfen. Hier kann der generelle Medikamentenverzicht geübt und später vorrangig beibehalten werden. Man löse sich von der heute so verbreiteten Vorstellung, dass jedes Unwohlsein medikamentös behoben werden könne. Fieber und Schmerzen sind die häufigsten Gründe für erste Medikationen. Zu Fieber gibt es aber genügend unarzneiliche Unterstützungen. Schmerzen müssen als Alarmsymptome verstanden werden, deren Ursache geklärt und abgestellt werden muss. Der Schmerz darf nicht einfach aus Intoleranz unterdrückt werden. Stufenweise können harmlose Hilfestellungen versucht werden. Im Grenzfall wird eine Schmerztablette immer berechtigt sein. Man wehre sich aber gegen das Selbstverständnis sofortiger Arzneieinsätze.

Alternative 7: Ein anderer individueller Lebensweg

7.1. Allgemeines

Was kann jeder Einzelne, jede Familie im Rahmen der langfristigen Lebensplanung und -gestaltung tun, um generell für cinc gute Gesundheit zu sorgen? Wie sieht eine Vorbereitung auf die Krankheitsbedrohungen aus, gegen die Impfungen angeboten werden, um dieses zweifelhafte Angebot mit gutem Gewissen zu umgehen und dauerhaft abzuweisen? Wie können die Entgleisungen von Krankheiten in die unzumutbaren Komplikationen wie Masernenzephalitis, Rötelnembryopathie oder FSME-Meningoenzephalitis verhindert werden?

Die Antwort klingt sehr einfach, wird Ihnen aber in der Praxis nicht leicht fallen: *Vom Beginn der Schwangerschaft an, also ab der Empfängnis, einen selbstbestimmten Weg einschlagen, ein aktives Engagement für den eigenen Weg aufbringen. Von Geburt an für das Kind die Optimierung der natürlichen Lebensbedingungen anstreben.* Wie das aussieht, soll hier nun vorgestellt werden.

Das übergeordnete Ziel ist die Verstärkung des Schutzes des Kindes, der Selbstverantwortung der Mutter und des Selbstvertrauens der Eltern, um sie unabhängiger werden zu lassen. Dazu benötigen Sie Unterstützung. Denn offiziell ist etwas ganz anderes vorgesehen: Staat und Ärzteschaft mischen sich in Ihre privaten Angelegenheiten ein. Nicht Sie sollen Beratung und Service erhalten, sondern mit Ausweis, Mutter- oder Kinderpass zu terminierten Zeiten bitteschön in den zugelassenen Praxen erscheinen. Was Sie dort erwartet, werden Sie dann sehen und haben Sie anzunehmen. Folgen Sie diesem Plan nicht, werden Sie gleich als verantwortungslos beschimpft.
Nun ist in der ersten Schwangerschaft alles neu und ungewohnt. Es fehlt noch die Erfahrung, die Frauen erst mit der zweiten Schwangerschaft haben. Dann erst wissen Sie, wie Sie überrollt werden, worauf Sie achten müssen, um sich selbst und Ihre Angehörigen zu schützen. Die erstgeborenen Kinder in unserer Gesellschaft sind die exemplarisch Leidtragenden, weil sie das offizielle Schema empfangen haben. Das muss nicht so bleiben.

Für eine erstmalig Schwangere stellt sich auf der Suche nach Unterstützung natürlich zuerst die Vertrauensfrage. An wen wende ich mich, wer ist mir sympathisch, wen lasse ich an meinen Bauch, an mein Kind? Die Wahl wird erschwert durch das Bedürfnis nach Fachkompetenz. Diese ist nicht automatisch mit dem netten Lächeln oder mit einer hochwertigen blitzblanken Praxiseinrichtung verbunden. Die meisten Frauen folgen Empfehlungen oder halten sich an die bisherigen Vertrauensärztinnen und -ärzte.

Schwangerschafts-, Geburts- und Kindesbegleitung sind in unserem Land perfekt durchorganisiert. Mit dem Nachweis der Schwangerschaft geraten Sie in einen Sog, dem Sie sich kaum mehr entziehen können. Es sei denn, Sie sind informiert, wissen, was auf Sie zukommt. Noch schwerer wird es Ihnen nach der Geburt gemacht: Sie wollen natürlich das Beste für Ihr Kind und gehen davon aus, dass alle Menschen in Ihrer Nähe ebenso denken. Das wird in der Impffrage schnell zu Missstimmungen und Irritationen führen, wenn Sie zögern und Fragen stellen.

Betrachten Sie, werte Leserin, das Impfthema für einmal wie Ihre Geldangelegenheiten. Wem vertrauen Sie sich mit der Beratung für Geldanlagen an? Sie wissen genau, dass fast alle Berater Provisionen erhalten und ihre eigenen Interessen verfolgen, und am Ende können Sie Ihr Erspartes verlieren, weil jemand anderes sich bereichert hat. Die Berater und Akteure im Impfgeschäft sind mit dem gleichen Misstrauen zu betrachten: Fast alle verdienen daran! Mit welcher Inbrunst versuchen manche Mediziner, zu Impfungen zu überreden! Oder welch unheilvoller Zwang wird ausgeübt, wenn geimpft werden soll, und man erbittet sich Bedenkzeit! Das sollte zunächst zu Abstand und Vorsicht führen, um sich zu sammeln, zu informieren und kühl zu überlegen, ob man das wirklich will.

Fernsehen, Zeitschriften und Zeitungen werden genutzt, um die Bevölkerung in Impfangelegenheiten weich und nachgiebig zu machen. Dafür sorgen die finanzstarken Auftraggeber. Kritische Stimmen werden in den Medien als abwegige Meinungen abgetan. Der Eindruck wird geschaffen, dass alle Menschen Impfungen bräuchten, dass natürlich alle mitmachen und man auf der Sonnenseite des Lebens stehe, weil man als Mitglied an diesem Sozialsystems teilnehmen kann. Arme Menschen in Afrika seien zu bedauern, weil sie sich diesen Vorteil nicht leisten könnten, oder, noch schlimmer, weil die Bildung fehle einzusehen, wie wichtig für sie die Impfungen seien. Wer Kinder im Haushalt hat, soll überlegen, ob es nicht vorteilhafter sei, den Fernseher abzuschaffen, wegzustellen oder zumindest nicht ungezielt laufen zu lassen, um sich diesen Einflüssen und Manipulationen zu entziehen. Die gleiche Vorsicht gilt dem Konsum von Zeitschriften.

Eltern haben heute immer noch die ersten Lebensjahre ihres Kindes allein in der Hand! Es sind die entscheidenden Jahre des Kindes, die prägenden Jahre! Es hat wenig mit modern oder konservativ Sein zu tun, wenn ein Elternteil in den ersten 3 bis 4 Kinderjahren zu Hause bleibt. Ich empfehle das dringend! Es bestätigt heute die Neurowissenschaft fortlaufend, dass in diesen Jahren Entscheidendes für die Menschwerdung geschieht, das nie wieder korrigiert werden kann. Darauf wird hier später noch eingegangen.

In der Natur und Wildnis hält man als Mensch im Umgang mit Tieren vorsichtige Distanz zu Muttertieren mit ihren Jungen. Aus Erfahrung weiß man, dass die Mutter bei Gefahr zum Schutz ihrer Jungen zu äußerster Aggressivität bis hin zur Selbstaufgabe fähig ist. Diese Qualität der Mutter vermisse ich heute, wenn es um die Angriffe auf ihr Kind geht. Da wird die Mutter zum Opfer ihrer rationalen „Einsicht“, dass andere es wohl „besser“ mit ihrem Kind verstehen! Dieser Prozess der Entwurzelung von den eigenen, biologisch gewachsenen Verbindungen zu den

Nachkommen, die Verwirrung des Selbstverständnisses, zu wissen, was das Kind, das die Mutter neun Monate in ihrem Leib hat entwickeln lassen, und was man als Mutter selbst benötigt, ist durch die moderne Medizin und die vielen Ratschläge aus Zeitschriften und Fernsehsendungen derart erfolgreich verlaufen, dass mühselige Aufklärungen über die natürlichen Grundlagen des Lebens wieder notwendig werden.

Erlauben Sie sich wieder Intuition! Eine Mutter weiß intuitiv, was ihr Kind benötigt, solange man sie nicht manipuliert oder massiv verunsichert. Aber genau diese Gefahr droht heute in den Facharztpraxen und in den Krankenhäusern. Daher mache ich Mut zu anderen Wegen. Ich täte es nicht, hätte ich nicht durch eigene Erfahrungen die Vorteile für die Frauen und wachsenden Familien feststellen können.

Häufig wird die Frage nach den geeigneten unterstützenden Ärzten gestellt, ohne die der Weg in ein impffreies Leben - so die Vorstellung - zu risikoreich sei! Es ist das Gefühl, vom Arzt abhängig zu sein, fast so intensiv wie die naive und fleißig bediente Vorstellung, dass es nur dank der Impfungen bei uns keine Epidemien gäbe. Als wenn der Kinderarzt unentbehrlich sei! Es ist kaum zu glauben, aber Eltern werden heute in Deutschland von vielen Kinderärzten aus der Praxis gewiesen, wenn sie die Impfungen kritisch hinterfragt oder gar abgelehnt haben. Zu viele Ärzte entscheiden selbstherrlich für ihre Patienten, was mit den Kindern heute zu geschehen hat. So werden viele Ärzte heute eher zum Gesundheitsrisiko. Der mündige Patient scheint unerwünscht!

Eltern werden heute von Ärzten, Medien und staatlichen Organen mit überzogenen Darstellungen von schwerstverlaufenden Krankheiten, gegen die sie besser impfen lassen sollten, in Angst versetzt! Dieses Vorgehen leisten sich Ärzte nur solange, wie die Niederlassung begrenzt und das Konkurrenzprinzip unter Ärzten ausgeschaltet ist, wenn es keine von den Krankenkassen finanzierten Alternativen gibt, zu denen sich anders Gesinnte hinwenden könnten. Hier sind wieder eigene und kreative Wege gefordert. Das ist mühselig, aber lohnend.

Eltern unterschätzen ihr Kind, wenn sie meinen, auf unbedingte ärztliche Hilfe angewiesen zu sein: *Eine Kindesentwicklung ohne Impfungen ist fast immer frei von Problemen mit Krankheiten, und Ärzte werden kaum gebraucht!* Wenn Selbstheilung funktioniert - und die gibt es so selbstverständlich wie die Lebenskraft - dann ist das Kind überwiegend sein „eigener Arzt"!

Gewiss, es gibt erbliche Belastungen für Allergieentwicklungen. Es kommen Zahnungskrisen nach dem 6. Lebensmonat und Erkrankungen durch Unfälle und psychische Traumatisierungen vor. Wenn es sein muss, weil andere Lösungsversuche versagt haben, wird es akute Hilfe in jedem Krankenhaus und bei jedem Arzt geben.

Anthroposophische und homöopathische Ärzte sind heute sensibler in der Impffrage, bieten Unterstützung für den individuellen Weg und Alternativen an. Doch sicher können Sie sich nicht sein. Vereinzelte Impfungen werden zu variablen Lebenszeiten des Kindes auch von manchen dieser Ärzte angeraten, und damit werden Eltern wieder verunsichert. Aber fast immer werden Sie bei diesen KollegInnen Toleranz und Akzeptanz für Ihre Position, für Ihre Entscheidung, für Ihren Willen finden. Das sollten Sie nutzen! Schließlich entlasten Sie mit Ihrer Selbstverantwortung Ärzte, die Angst vor Prozessen und den Richtern haben, wenn Sie von den vorbestimmten Wegen abweichen.

7.2. Die selbstverantwortliche Haltung

Selbstbestimmtes Handeln ist **die** zentrale Bedingung. Das muss immer wieder betont werden! **Sie** müssen sich um alles bemühen! **Sie** müssen wollen, nachdem **Sie** sich entschieden haben!

Das ist nicht einfach, denn bequemer ist es, die Entscheidung anderen zu überlassen, mit dem Strom zu schwimmen und hinzunehmen, was andere sich ausgedacht haben. Anstrengend und unbequem sind die kritischen und selbstverantwortlichen Menschen! Das werden Sie öfter in den Konfrontationen erleben, und am schmerzlichsten werden Sie es von Ihren besten Freunden und eigenen Verwandten erfahren, die Ihre Entscheidung zunächst nicht nachvollziehen können.

Kinder im Niedrigrisiko für Krankheiten zu halten, erfordert ganzheitliche Konsequenzen, für die **Sie** wieder allein zuständig sind! Sie entscheiden in den verschiedenen Lebensphasen Ihres Kindes über die zumutbaren Belastungen, über das Maß der notwendigen Frustrationstoleranz, über die physische und psychische Ernährung, über den Lebensrhythmus, das Spiel und die sozialen Kontakte.

Verfahren Sie nach dem Grundsatz, *dass Kinder durch Überwinden von altersgemäßen Widerständen ganzheitlich zu Fähigkeiten kommen, dass sie sich permanent durch Training entwickeln, um zur Persönlichkeit heranzureifen.*

Kinder brauchen die Herausforderung. Dies soll geschehen mit liebevoller Umsorgung und Behütung. Empfohlen sei das Prinzip:

In gesunden Tagen das Kind fordern, in kranken Tagen verwöhnen.

Muten Sie gesunden Kindern Frustrationen zu, damit sie Frustrationstoleranz ausbilden können. Beispielsweise geben Sie in den krankheitsfreien Zeiten keinen Apfelsaft, sondern einfaches Wasser (aus tiefen Brunnenquellen) als Getränk und bieten einen Apfel zu kauen an! Oder fahren Sie Ihr Kind nicht spazieren, sondern lassen Sie es immer wieder alleine laufen, auch wenn die Unternehmungen kürzer ausfallen. Oder setzen Sie Ihr Kind nicht vor den Fernseher oder das fertige Spielzeug, sondern bieten Sie „Natur" an wie Steine, Holz, Sand oder das unfertige Spielzeug, und Sie werden sehen, welche Phantasien sich ausbilden können. Das könnte seine Fortsetzung in den Waldkindergärten und später in den Abenteuerfahrten finden. Bieten Sie Ihrem Kind im gesunden Zustand kontinuierlich Widerstände zum Überwindenlernen an, und verwöhnen Sie es nur in Krankheitstagen.

Die Eltern sollen sich aber immer ihrer Vorbildrolle bewusst sein und um Authentizität bemühen. Das bedeutet, dass sich Ihre Lebensvorstellungen mit Ihrem Verhalten in Einklang zeigen sollen. Das verlangt wenig Aufwand, wenn Eltern ihrer Intuition folgen. Es muss aber beständig und aktiv Abwehr gegen die Kindes-Verführer unserer Zeit wie z.B. Bildschirmwelten, Freizeitparks oder Industriekost geleistet werden, mit denen alles soviel einfacher und genussvoller sein könnte. Statt Passivität und bloßer Konsum sollen die Aktivität und eigene Kreativität gefordert werden. Das ist nicht absolut zu sehen, sondern relativ unperfekt als leitende Grundidee zu verfolgen.

Mit zunehmendem Alter der Kinder sollten aber die alternativen Angebote attraktiver werden. Das erfordert beständige Arbeit gegen die eigene Bequemlichkeit. In diesem Sinne rate ich Ihnen zum Verzicht auf Fernseher und PC bis zum 10. Lebensjahr, zur Pflege von Lebensrhythmen wie gemeinschaftliche Essenszeiten und geregelte Schlafgehzeiten und zu gemeinsamen Freizeitaktivitäten.

Das klingt für viele bereits irreal und nicht zeitgemäß, aber ungewöhnliche Entscheide wie der Impfverzicht fordern geradezu auf zu einer ungewöhnlichen oder - besser - bisher ungewohnten anderen Lebensgestaltung!

7.3. Krankheitseintrittsbedingungen gestalten

Eltern unterschätzen mehrheitlich den Wert ihrer Prägungen für das Kind im Positiven wie im Negativen. Weiter unterschätzen sie den Wert und die Bedeutung der ersten vier Lebensjahre für das zukünftige Krankheitsgeschehen des Kindes. Impfungen sind für die Zukunft gedacht. Die Alternativen der Nichtgeimpften müssen leisten, dass auf lange Sicht Fitness für den Umgang mit jeder Krankheit gelingt. Vorteilhaft schließt diese Fitness die Befähigung ein, es auch mit heute unbekannten und zukünftigen Krankheiten besser aufnehmen zu können.

Nicht für jede Krankheit kann der Verlauf vorhergesagt werden. Statistiken zeigen hierzu reine Häufigkeitsverteilungen auf, und das in gleichmachender Anonymität. Es bleibt als Alternative völlig unbeachtet, dass individuell vieles getan werden kann, um den Zustand **vor** Eintritt in eine Krankheit aktiv anders und günstiger zu gestalten. Dann braucht die Statistik, die Ihnen Angst machen soll, für Sie und Ihre Kinder nicht mehr in Frage kommen.

Alle Alternativen, die hier beschrieben werden, tragen dazu bei, *generelle Niedrigrisiko-Bedingungen für Ihr Kind zu schaffen.* Dann wird es immer unwahrscheinlicher, dass Ihr Kind zu den wenigen zählt, die an der Krankheit zerbrechen! Seitdem ich eine Kassenpraxis für Schwangere und Kinder betreibe (seit bald 30 Jahren), die Entscheidung der Eltern zum Nichtimpfen akzeptiere und mit den hier aufgezählten Empfehlungen zu selbstbestimmtem Handeln ermutige, habe ich keinen einzigen, derartigen und nicht hinnehmbaren Schadensfall, der durch Impfungen nach anderer Meinung möglicherweise zu verhindern gewesen wäre, erleben müssen. Leben ist nicht perfektionierbar und kann nicht absolut abgesichert werden! Das macht uns die Bewegung im Straßenverkehr viel schmerzlicher und unnötiger deutlich. Hinsichtlich der Erkrankungszu-

kunft ihres Kindes haben Eltern umfangreiche Gestaltungsmöglichkeiten. Dann können Sie gelassener den aktuellen Krankheiten in Ihrer Umgebung entgegensehen.

7.4. Selbstheilungen anstreben

In der Arztpraxis lernt man sehr schnell, dass Komplikationen nicht „vom Himmel fallen", sondern eine individuelle Vorgeschichte haben. Meistens findet man in der Vergangenheit die Vernachlässigung von warnenden Vorzeichen und Beschwerden, dann die gedankenlose Anwendung von Arzneien, um die Erstbeschwerden zu unterdrücken. Hier das Schmerzmittel, dort die Salbe bei Ausschlägen, dann die Tablette gegen das Fieber oder schnell das Zäpfchen, wenn es in der Scheide juckt! Das sind die gedankenlosen kleinen Vorereignisse, die sich summieren, und die sich später in den Krankengeschichten von unerwartet schweren Verläufen finden lassen.

Oder: Es handelt sich um krankmachende Gewohnheiten, um den Konsum von Alkohol, Nikotin, Drogen oder anderem, das immer schlechter vertragen wird. Die nachfolgenden Beschwerden, die Signale des Körpers, dass vieles immer unbekömmlicher wird, werden aber übergangen, die Gewohnheiten nicht geändert und nicht abgestellt. Schließlich kommt die Entgleisung, der schwere Schaden.

Der Lebensrat aus diesen wiederkehrenden Beobachtungen ist, dass Sie geringfügige Beschwerden und Fieberzustände annehmen und zulassen sollten, dass Sie sich zunächst nach diesen richten sollten. Haben Sie Zeit und Geduld für die Oberflächenerkrankungen von Haut und Schleimhaut, denn dort beginnen erste Störungen erkennbar zu werden. Es sind die Ausscheidungsorgane des Menschen, die von innen her belastet werden. *Suchen Sie die eigenen Lösungen, unterstützt von Maßnahmen, die in die gleiche Richtung führen und die Selbstheilung unterstützen.* Das kann jede Schwangere, jeder Säugling und jedes Kleinkind leisten. Reiztherapeutische Verfahren (wie die Akupunktur oder Homöopathie) helfen, wenn Behinderungen oder Stagnation in diesen Fähigkeiten sichtbar werden. Auch wenn das Durch-sich-selber-heil-Werden Anstrengung und Frustration bedeuten kann, so ist es am Ende immer die beste, nämlich die eigene Lösung, und die ist verlässlich!

Nutzen Sie zunächst immer die Änderung von möglicherweise ungünstigen Gewohnheiten, bedenken Sie Ihre Ernährung, sorgen Sie für Schlaf, reduzieren Sie krankmachenden Stress, bevor Sie zu Arzneien greifen. Lassen Sie sich und Ihrem Kind Zeit für die zumutbaren Störungen, die nicht gefährlich sind und dennoch stören können, damit Sie gegen das Unzumutbare trainieren. Dann sind viele Störungen der Gesundheit angesichts der Lernfähigkeit bald kein Thema mehr. Überdenken Sie stets, durch was Ihre eigenen Möglichkeiten beeinträchtigt werden, und wehren Sie sich dagegen.

Diese Handlungsempfehlung passt nicht in die schulmedizinische Welt. Hierfür werden Sie dort kein Verständnis finden können. Diese Unterdrückungs-mechanismen werden nicht beachtet, weil man ja effektive Wirkstoffe zu haben glaubt. Weil das Langzeitkonzept fehlt, meint man heute, sich an solche Tipps nicht halten zu müssen.

Dann gibt es irgendwann Probleme, wenn der Mensch älter wird, wenn Zellen und Organe erschöpfen, ausfallen oder sich krankhaft verändern. Doch wie bitter ist es, wenn diese Beschränkungen ungewöhnlich früh im Leben beginnen, Beweglichkeit, Schaffenskraft und Lebensfreude durch chronische Leiden in jüngeren Jahren bereits beeinträchtigt werden.

Wer seine eigenen Fähigkeiten früh im Leben trainiert und schrittweise den Herausforderungen standhält, wer vorrangig auf Selbstheilung setzt und Krankmachendes wie Impfungen, Antibiotika und Medikamente nach Möglichkeit von sich fern hält, wird nach meinen Erfahrungen alle Vorteile für eine gute und anhaltende Gesundheit erleben. In diesem Sinne ist die zusätzliche Nutzung der Homöopathie die optimale Ergänzung. Homöopathie bedient nicht mehr und nicht weniger als die eigenen Fähigkeiten zur Selbstheilung. Wer in Unkenntnis des Wertes dieser Ergänzung pauschale Verurteilungen dieser Methode von sich gibt, wer als Mediziner Anfeindungen oder gar Verbote der Anwendung erlässt, der richtet sich gegen dieses Grundanliegen des Menschen, Krankheiten selber lösen zu wollen. Das ist genauso absurd wie ein Verbot, beten oder meditieren zu wollen. Daher setze ich mich als Arzt mit konventioneller Ausbildung und alternativmedizinischer Weiterbildung über die einseitige Wissenschaftlichkeit der heutigen universitären Medizin hinweg und empfehle nun diverse homöopathische Arzneianwendungen hier fortlaufend im weiteren Text.

7.5. Eine andere Schwangerschaft

1. Andere Schwangerschaft
(möglichst Amalgame **vor** der Schwangerschaft entfernen!)
• Primär: Hebammenbetreuung
• Gezielte Fachuntersuchungen (selten Ultraschall, 20-30% Risikoschwangerschaft)
• Ermutigung (=Angstvermeidung)
• „Baucharbeit“ (Intuition)
• Arzneiverzicht vorziehen
• Impfentscheidung frühzeitig überlegen
• Bewegung, Belichtung,
• Ernährung: vollwertig, biologisch

Tabelle 7.: Eine andere Schwangerschaft

Nach Möglichkeit sollte früh **vor** der 1. Schwangerschaft alles Amalgam aus den Zähnen beseitigt sein, weil sonst das Ungeborene und später das Stillkind in den unfreiwilligen Genuss dieser giftigen Metallionen geraten (siehe in 11). Mit Beginn der Schwangerschaft und bis nach dem Abstillen darf keine Manipulation an den vorhandenen Amalgamen vorgenommen werden, abgesehen von den Notfällen, bei denen die Zähne nur provisorisch versorgt werden können.

Der Ratschlag, dass Sie sich um eine andere Schwangerschaftsversorgung kümmern sollen, hat mit der gegenwärtigen Krise der Geburtshilfe zu tun: Durch die Übertreibung des Kranken sind Ängste und Unsicherheiten bei den Frauen geschürt worden. Andererseits sind Leitlinien für die „zeitgemäße“ Versorgung von Schwangeren und Kindern erstellt worden, auf die sich ein Arzt beruft, wenn etwas schief gegangen ist.

Diese Tendenz der Leitlinien-Medizin wird sich in Zukunft noch verstärken. Damit kann sich der Arzt juristisch absichern, wenn man ihm einen Fehler unterstellt. *Zum Leidwesen der betroffenen Frau droht nun, dass man mehr an ihr unternimmt, als sie benötigt, nur weil der Arzt dies für seine Absicherung für wichtig hält.*

So greift man das Bedürfnis der Schwangeren nach größtmöglicher Sicherheit auf, ein Anliegen, das man als Interesse der Frau grundsätzlich unterstellt, und das man mit Angst auslösender Aufklärung vorbereitet. Zwangsläufig führt dann der Weg zu den Fachärzten und in die Krankenhäuser. Am Ende und als Konsequenz bekommt heute jede 3. Frau die Operationsgeburt durch die Bauchdecke, den Kaiserschnitt. Wer solch einen Weg hinter sich hat, hadert entweder mit sich selbst oder ist beeindruckt von der Fähigkeit der modernen Medizin. Die Akzeptanz aller weiteren medizinisch empfohlenen Maßnahmen ist häufig die Folge.

Grob gerechnet müssen 20 % aller Schwangeren mit Risiken oder Problemen in ihrer Schwangerschaft rechnen. Wegen der allgemeinen Zunahme des Diabetes mellitus, der Zuckerkrankheit, steigen heute die Risiken für Mutter und Kind, sodass wir großzügig von 30% Frauen sprechen können, für die engmaschigere fachärztliche Betreuung in der Schwangerschaft notwendig und sinnvoll werden kann. Alle anderen Schwangeren sind im besten Sinn gesund!

Dann überrascht der allgemeine Tenor der GynäkologenInnen, dass heute über 75% aller Schwangeren als Risikopatientinnen anzusehen seien. Diese Frauen werden viele Untersuchungen, den Einsatz von Medizintechnik wie Ultraschall und CTG (Kardiotokogramm, Herzton-Wehendarstellungen) und Arzneieinsatz erfahren und am Ende gehäuft operativ das Kind zur Welt bringen. Bundesweit liegt die Rate der Kaiserschnittgeburten heute (2007) bei 28% aller Geburten, Tendenz deutlich weiter ansteigend! Es gibt in Deutschland wie auch in allen anderen Wohlstandsländern bereits Kliniken mit Kaiserschnittraten von über 50%. Diese Geburtsart ist nicht nur die teuerste, sondern auch die risikoreichste, die mit vermehrten Folgeproblemen behaftet ist und weitere Geburten erschwert. Und auch für die Mutter-Kind-Beziehung ist es keine gute Lösung!

Die WHO hat vor Jahren festgestellt, dass für Mütter und Kinder insgesamt ab 10% Kaiserschnittrate keine Vorteile zu erwarten oder Verbesserungen des Ergebnisses zu erzielen sind. Die Neugeborenen-Sterblichkeit lässt sich nicht weiter reduzieren. Hier läuft etwas in die falsche Richtung! Frauen in Wohlstandsländern lassen sich zu der in den meisten Fällen unbegründeten Überversorgung überreden und verführen. Nur wir können es uns (noch) leisten, so viele gesunde Schwangere von Fachärzten kostspielig betreuen und auf ungünstigere und teure Entbindungsformen vorbereiten zu lassen.

Frauen sind heute besser beraten, zunächst von gesunden Bedingungen auszugehen und die Betreuung kompetenten, selbständig arbeitenden Hebammen zu überlassen, denen sie ihr Vertrauen und ihre Sympathie schenken können. Diese Fachkräfte sind geschult, Risiken zu erkennen und die Frau im Bedarfsfall weiterzuleiten. Hebammen dürfen gesunde Schwangere betreuen und beobachten, müssen aber kranke oder gefährdete Schwangere weiterleiten. Liegen keine Probleme vor, erfährt die von Hebammen betreute Schwangere die geeignete und ausreichende Versorgung. Nur selten werden Zuweisungen zur Diagnostik mit Ultraschall erfolgen. Das bewahrt die Betroffene vor Übertherapie und Verunsicherung. Sie hat in der Hebamme eine weibliche Verbündete, die im besten Fall bei der Geburt und auch danach zur Verfügung steht. Nur auf diesem Weg kann der Kreis der Risikoschwangeren kleiner gehalten werden und das Gesunde und Normale erhalten bleiben.

So wird der Frau dann eher Mut für den eigenen Weg gemacht, als dass Angst ausgelöst wird. Das Positive der Schwangerschaft wird verstärkt, das Negative abgeschwächt oder diskret beobachtet. Schließlich findet sich dann der geeignete Geburtsort in Verabredung. Es ist ein großer und wesentlicher Unterschied, ob die Schwangere in das Bewusstsein von Bedrohungen versetzt wird oder positive Zurede erfährt und Gesundes betont wird, ob sie negativer oder positiver Konditionierung ausgesetzt wird! Für das Ungeborene sind ängstliche oder traurige Mütter langfristig ein erhöhtes Risiko für eigene krankhafte Veränderungen in der Psyche im späteren Leben (12).

Die Frauen von heute können sich den Weg frei aussuchen: In jeder Region in Deutschland gibt es Hebammen-Praxen, von Hebammen geleitete Geburtshäuser oder Hausgeburts-Hebammen. Die Klinik als Geburtsort kann mit einer Beleg-Hebamme, die Sie vor, während und nach der Geburt betreut, zu einem für Sie guten Kompromiss werden. Im Besonderen wird erfahren, dass individuellere Versorgung stattfindet und nicht das übliche Schema angewendet wird. Es wird auf Sie eingegangen, persönliche Wünsche finden Berücksichtigung.

Es gibt heute eine ganze Reihe von Arzneien, die in Routine bei gesunden Schwangeren und dann Kleinkindern ohne Klärung der Notwendigkeit verabreicht werden (Details in der Broschüre „Kritik der Arzneiroutine von Schwangeren und Kleinkindern - über die Verordnungen von Jod, Eisen, Magnesium, Zink, Vitamin -K, Vitamin D und Fluor" (18)).

Das fängt in der Schwangerschaft mit scheinbar harmlosen Vitaminpillen an, weil nun das Leben, die Vita, wohl mehr benötige. Dieser scheinbare Mehrbedarf, der ausreichend durch eine vollwertige Ernährung abgedeckt wird, konditioniert Schwangere früh auf Medikamenten-Einnahme. Dann ist sie leichter zu gewinnen für die ebenso als Routineanwendung unsinnigen Folsäure- und Jodeinnahmen. Mit dem ersten Muskelkrampf kommen dann regelmäßig die Magnesiumtabletten hinzu, die häufig bis zur Geburt beibehalten werden.

In der zweiten Schwangerschaftshälfte nimmt sehr sinnvoll die reale Bedeutung von Eisen ab. Dennoch werden viel zu häufig und unnötig, manchmal gar gefährdend Eisentabletten mit Hinweis auf (falsch interpretierte) Blutwerte zur Einnahme aufgedrängt. So kommt eines zum anderen, und an allem nimmt das ungeborene Kind unfreiwillig teil.

Wenn wir in der Homöopathie neue Arzneien kennenlernen wollen, so nehmen gesunde Prüfer diese regelmäßig ein, bis sie den Krankheitsbeginn in Form von Symptomen und Beschwerden spüren. Diese Arzneien sind sehr verdünnt und zusätzlich verschüttelt worden, um feinstoffliche ganzheitliche Wirkungen zu erfahren und die Prüfer nicht zu gefährden. Nur die empfänglichen, die sensiblen Prüfer werden reagieren und Veränderungen zeigen. Schulmedizinische Arzneien sind substanzreicher und wirkungsstärker, sie erzwingen kraft ihrer Dosis unabhängig vom Anwender ihre Wirkungen. Der krankmachende Effekt ist intensiver als jemals in homöopathischen Arzneiprüfungen. Auch wenn von einer „guten Verträglichkeit" und „Harmlosigkeit" zum Beispiel von wochenlangen Magnesium-Einnahmen in der Schwangerschaft gesprochen wird, so sind die Ergebnisse immer eine Frage der feineren Beurteilung und des genaueren Hinsehens! Die Erfahrungen der Homöopathen sind anders, zeigen auf, dass sehr wohl negative Folgen für Mutter und Kind festzustellen sind. Hier kommen individuelle Empfindlichkeiten in den Blick, die genauso unregelmäßig erscheinen wie die Auswirkungen des Potenzierungseffektes der Einzelsubstanzen in der Gesamtwirkung.

Entziehen Sie sich am besten von vornherein diesem krankmachenden Risiko einer pauschalierenden und schematisierenden Anwendungsvorschrift von Medikamenten, wenn Sie nicht krank sind und keine zwingenden Gründe für sich erkennen können. Vertrauen Sie wieder Ihrer Intuition. Erlauben Sie sich eine subjektive Prüfung Ihres Zustandes. Wenn Sie täglich Bratwurst essen, wird Ihnen bald schlecht und Sie hören auf. Aber Magnesiumtabletten und andere Arzneien können Sie wochenlang einnehmen und spüren wenig bis gar nichts. Es gibt keine natürlichen Anzeiger für Tabletten, die Ihnen wie bei der Bratwurst signalisieren, dass es genug ist und Sie aufhören müssen. So schadet sich der Mensch, indem er sich selbst überlistet. Magnesiumreich sind die Nüsse, die alternativ bei Bedarf bevorzugt gegessen werden können, wie z.B. 3x10 (geschälte) Mandeln über einige Tage.

Es mag durchaus Frauen geben, die diese Anwendungen zeitweise benötigen und vorteilhaft einehmen könnten. Das gilt es aber individuell abzuklären (18). Die meisten Schwangeren benötigen diese zusätzlichen Arzneieinnahmen nicht und sind von den Nachteilen bedroht!

Gehen Sie davon aus, dass Schwangere und Kleinkinder immer die für Arzneien empfindlichsten Mitglieder unserer Gesellschaft sind.

Nutzen Sie Arzneien erst, wenn eine Krankheitslösung durch andere, die Selbstheilung unterstützende Maßnahmen nicht möglich ist. Und wenn Sie Arzneien bedürfen, dann bevorzugen Sie vorteilhafter zuerst die Homöopathika, Bachblüten oder Teeanwendungen! Selten werden Sie mehr benötigen! Wiederum müssen Sie sich selber darum kümmern, oder es berät Sie die ausgebildete Hebamme.

Je näher der Geburtstermin rückt, desto größer werden der Bauch und das Kind, desto emotionaler wird die Schwangere. Das Lesen und Informieren, die Kopfarbeit, sollten der ersten Hälfte der Schwangerschaft vorbehalten sein. Dazu rate ich dringend, die Impffrage zeitig zu klären: Wie wollen Sie und Ihr Partner mit der Impffrage bei Ihrem Kind umgehen? Finden Sie frühzeitig eine Entscheidung und Haltung. Denn nach der Geburt können Sie das nicht klären, da sind Sie befangen. Alle wollen das Beste für Ihr Kind! Nur die Vorstellungen davon werden verschieden sein. Der Kinderarzt geht natürlich davon aus, dass Ihr Kind geimpft wird. Wenn Sie sich dann unentschlossen und zweifelnd zeigen, werden

Sie den Unwillen des Kinderarztes spüren. Mütter brauchen den Verbündeten, die positive Unterstützung. Doch hier droht Ihnen Ärger, wenn Sie nicht zulassen, was Routine geworden ist. Das können viele nicht aushalten, geben nach, und schon ist es passiert.

In Hinblick auf die weltweite Zunahme der Zuckerkrankheit, des Diabetes mellitus, und die ungünstigen Folgen für Mutter und Kind lohnen vorsorgliche Verhaltenshinweise. Sehen Sie sich als Schwangere als eine gesunde Frau, solange nichts vorliegt. Nutzen Sie alle Sinne und Muskeln, um Lebensfreude zu finden in der Schönheit von Dingen oder der Natur, durch Bewegung im Freien und auch durch Sport. Beachten Sie einige Grundsätze in der Ernährung, wie hier später angeführt, und fördern Sie damit die eigene und die Gesundheit Ihres Kindes wirkungsvoll.

Zu den weiteren Aspekten eines günstigen Schwangerschaftsverlaufes können Sie in meinem „Frauenbuch“ (19) nachlesen. In naher Zukunft wird ein umfangreicheres Werk zu diesem Thema von mir erscheinen.

7.6. Eine andere Geburt

Das Geburtsereignis stellt einen Wendepunkt im Leben der Frau dar. Es werden Wehen notwendig sein, um dem Kind durch die Geburtswege auf diese Welt zu helfen. Hierzu denkt sich eine vorwiegend „männliche“ Medizin Arzneien und Betäubungstechniken aus, um Wehen zu steuern, um Schmerzen zu bekämpfen, abzustellen und notfalls mit Saugglocken, Zangen oder mit dem Kaiserschnitt das Kind zu holen.

Durch welche Umstände auch immer die Frau im Laufe der Evolution dazu verdammt wurde, das Kind durch eine Beckenenge mit Wehen, Schmerzen und Verletzungen hindurchzubringen, sei dahingestellt. Dass die Geburt auch anders, schmerzarm und als positives Glückserlebnis prägend für die Mutter und für das Kind erlebt werden kann, das mögen nur wenige Frauen glauben. Es gibt zu viele negative Berichte von Qualen und Horrorerlebnissen anderer Gebärender. Das kann auch kaum anders sein, denn 98% aller Schwangeren bekommen (2007) in Deutschland ihr Kind im Krankenhaus. Gesunde Schwangere und ihre Kinder werden hier gefährdet durch multiresistente Keime, die zwangsläufig durch den intensiven Einsatz von Desinfektionsmitteln entstehen, was man Hospitalismus nennt. Krankenhäuser sind Einrichtungen der Öffentlichkeit, in denen sich die Angestellten juristisch absichern müssen. Gerade in der Geburtshilfe führt das zu Maßnahmen, die häufig den Beteiligten nützen, für die Gebärende jedoch unnötig und ärgerlich sind. Weiter will man den Verlauf einer Geburt lieber beeinflussen und lenken und bei Abweichungen sofort handeln, notfalls mit dem Kaiserschnitt, anstatt auf besondere Wünsche einzugehen, sich in Geduld zu üben und den Kräften der Frau Raum zu geben. Der Kaiserschnitt ist dann die zunehmend bevorzugte Geburtsmethode, die dem Warten und Zusehen ein Ende setzt. Alles bleibt kontrolliert und in der Hand des Personals.

Sicherlich ist es nicht berechtigt, hier zu pauschalieren. Es gibt genügend positive Geburtserlebnisse in der Klinik auch in der heutigen Zeit. Die Tendenz geht aber schon länger in die beschriebene negative Richtung, gegen die eine unbedarfte Schwangere wehrlos ist. Es ist für zu viele Frauen in der klinischen Geburt eine Zufallsfrage, an wen sie gerät und wer wie mit ihr umgeht. Dieser Gefahr sollte mit den alternativen Empfehlungen vorgebeugt werden.

Vieles im klinischen Kreisssaal kann für die Gebärende zu negativen Stresserlebnissen werden, die sie von ihrem Anliegen ablenken. Wehen sind bis zur vollständigen Eröffnung des Muttermundes Ereignisse der Vagotonie, des nacht- und des schlafähnlichen Zustandes. Die Begleitung hätte die Aufgabe, die Entspannung, Ruhe und den unterbewussten schlafähnlichen Zustand der Gebärenden nicht zu stören, sondern sie in diesem Anliegen zu unterstützen. Dann hätte sie natürlicherweise die Chance, in einen rauschähnlichen (Endorphin-) Zustand zu gelangen, der sie in einer anderen, distanzierten, gedämpften Gemütsverfassung halten könnte, in dem bei Fortschreiten der Eröffnung und des Tiefertretens des Kindes die Schmerzen ertragbar und aushaltbar wären.

Aber. Jede Weckung, jeder Stress durch Lärm, Licht oder Ansprache stören und lassen sie innehalten. Schmerz wird dann unerträglich, unzumutbar, bloße Folter und zieht sich dahin. Wer kann und will das aushalten oder einer Schwangeren länger zumuten? Damit legitimiert sich selbstredend die Betäubung. Das Geburtsereignis geht dann bald mit Erschöpfung, künstlicher Wehensteuerung und Resignation der Frau in die Kunsthilfe der Klinikangestellten über. So entgleisen viele Verläufe in den Krankenhäusern.

Hier sind ganz andere Planungen möglich: Im Geburtshaus oder gar zu Hause mit der vertrauten Hebamme sind nachweislich für Mutter und Kind keine höheren Risiken im Vergleich zu den Kliniken gegeben, wenn man sorgfältig von vornherein Risikofälle ausschließt. Aber das Geburtserlebnis wird ein gänzlich anderes: Es kann das eigene Anliegen gezielt unterstützt und der Verlauf dem eigenen Bedarf angepasst werden. Es wird die notwendige Geduld geboten, die jede Frau für ihren eigenen Weg zum Kind benötigt. Der Bedeutung der Geburt als Wendepunkt im Leben einer Frau kann besser entsprochen werden.

Es spricht nichts gegen eine Hausgeburt, wenn der Schwangerschaftsverlauf dieses zulässt und Sie eine Hausgeburtshebamme finden. Dann kann alles von Ihnen entschieden werden, abgesehen von den wenigen unvorhersehbaren ungünstigen Umständen, die zu anderen Lösungen führen.

Ich überblicke 15 Jahre der Hausgeburtbetreuung und sehe viele Gründe, diese Geburtsform auch in Zukunft weiter zu unterstützen. Nächst günstig sind die von Hebammen betreute Praxis- oder Beleggeburt in Häusern, die vor, während und nach der Geburt eine und die selbe Hebammenbetreuung zulassen.

Wenn Sie heute oder morgen eine Geburt in einer Klinik anstreben, fragen Sie einfach nach der Sektio-Rate: Wie häufig wird der Kaiserschnitt im Jahr ausgeführt? *Unter 15% deuten auf eine gute Betreuung mit dem Ziel hin, die Spontangeburt als Priorität anzusehen. Eine Rate über 20% ist indiskutabel, wird aber heute als „normal" angesehen, und stellt ein menschliches Armutszeugnis für das Haus dar!*

7.7. Sechs Monate voll stillen und weiter

Es gibt für ein Menschenkind nichts Besseres zur Ernährung als Muttermilch. Und (fast) jede Frau kann stillen! Zu diesem Zweck haben sich unterstützende Organisationen gebildet wie „La leche Ligue", der Verband der Stillberaterinnen. Auch die Hebammen helfen bei Problemen weiter. Leider sind die meisten Mütter von heute als Säuglinge selber nicht gestillt worden. Das lag an einer zu technisch-naturwissenschaftlich orientierten Medizin, die meinte, klüger als die Natur zu sein und Muttermilch praktischer durch Kunstmilch ersetzen zu können. Diese verhängnisvolle Fehleinschätzung hat Kinderleben gekostet. 1990 wurden in Deutschland nur 1% der Kindern bis zu einem halben Lebensjahr voll gestillt. Dieser Fehler wurde erkannt und zu korrigieren versucht. Doch leider bleibt auch heute noch die Stillfrequenz unbefriedigend niedrig.

Wer stillen möchte, bekommt nicht immer die notwendige Unterstützung. Entscheidende Nachlässigkeiten beginnen bei der Geburt, wenn Mutter und Kind nicht zueinander finden oder getrennt werden. Unter keinen Umständen und auch nicht bei Frühgeburten braucht das zu geschehen. Es gibt keinen sichereren Ort für das Neugeborene als auf oder an dem Körper der Mutter. Das garantiert Wärme, Behütung und Muttermilch (21).

Der entscheidende Schritt aus mütterlicher Sicht geschieht sofort nach der Geburt: Niemand soll der Mutter das Kind geben, wenn sie beide Hände selber benutzen kann! Holen Sie sich das Neugeborene selbst an den Körper! Das ist der Beginn **aktiver** Mutterschaft und des Stillens. Sie sollten sich eine Geburtseinrichtung und eine Hebamme suchen, die Ihnen diese Sensibilität und Selbstbestimmung einräumen und weitmöglich garantieren, die Sie nicht durch Betäubung und nicht durch den voreiligen Kaiserschnitt handlungsunfähig machen! Wer nicht danach fragt und dieses wichtige Anliegen betont, wird leicht übergangen.

7.8. Ernährung nach dem Stillen

Für alle Kinder sind das Stillen und der späte Kontakt mit dem Fremdeiweiß der Zufütterung günstig. Die Muttermilch als Ernährungsvorbild für den Menschen ist die eiweißarmste von allen Säugetiermilchen. Ihr Gesamteiweißanteil liegt um das Dreifache niedriger als in der Kuhmilch.

Das Verhältnis von **Eiweiß: Fett: Kohlehydraten** beträgt

- bei der Muttermilch **1: 4: 7** ,hingegen
- bei der Kuhmilch **3: 4: 3.**

Das Kalb steht nach der Geburt gleich auf den Beinen und muss seine Muskelkraft rasch steigern. Das Kind steht erst mit einem Jahr und entwickelt vorrangig das Gehirn und Nervensystem, benötigt daher viel mehr

Kohlehydrate. Auf eine einfache Formel gebracht: Das Kind braucht keine Kälbermilch! Wenn Mangel an Muttermilch vorliegt oder ein Ersatz für Kuhmilch erwünscht ist, dann soll der Stutenmilch mit 2% Fettergänzung in Form von Pflanzenöl der Vorzug gegeben werden.

Vermeiden Sie Kuhmilch und Joghurt in den ersten 12 Lebensmonaten, um der hohen Eiweißzufuhr und dem Allergisierungsrisiko gegen dieses häufigste aller Nahrungsallergene aus dem Weg zu gehen. Stillen Sie nach Möglichkeit länger als ein halbes Jahr und geben als Getränk lediglich Wasser oder ungesüßte Teeauszüge.

Füttern Sie ab dem 7. Monat zunächst Obst, dann Obst-Gemüsebreie, dann Zusätze von Kartoffeln, Reis oder Nudeln und zuletzt Brot zu. Haferbrei kann als Frischkost gegeben werden, alle anderen Getreidesorten müssen kurz erhitzt oder als Brot gebacken werden. Was für die Kuh das Gras ist, ist für den Menschen das Getreide! Käse und Ei sind gute spätere Ergänzungen. In der heutigen Zeit der Massenproduktion ist dringend angeraten, Lebensmittel aus dem kontrollierten, biologisch-dynamischen Anbau in Ihrer Umgebung zu bevorzugen. Die Fleischfrage ist für die Kinder unerheblich, vielmehr sollten die Ernährungsgewohnheiten des Kindes bald zu denen der Eltern geführt werden. Die Eltern sind als Vorbilder maßgeblich und sollten sich bewusst um die Zusammensetzung und die Qualität der Nahrung kümmern. Meiden Sie in den ersten vier Lebensjahren konsequent Industriekost, und bevorzugen Sie Naturprodukte. Zwangsläufig werden Sie das später lockern müssen. Das können Sie dann unproblematischer zulassen und dabei subtil zu Hause die eingeschlagene Ernährungslinie weiterfahren. Es ist von großer Wichtigkeit für die Gesunderhaltung! Für weitergehende Detailfragen verweise ich auf mein „Kinderbuch“ (10).

Alternative 8:
Nestschutz und Persönlichkeitsentwicklung optimieren

Unter Nestschutz wird im engeren Sinne die Säuglingszeit mit der innigen Stillbeziehung verstanden. Das Nest und der Schutz sind im erweiterten Sinne und in meinem Verständnis noch weitere 3-4 Lebensjahre bedeutsam und für das Wohlergehen des Kindes bestens zu pflegen: Wichtig sind das Zuhause, die gewohnten Kontaktpersonen und der Lebensrhythmus.

Der Nestschutz ist am wirksamsten in der gesamten Stillzeit, wenn der Säugling mit seiner Abwehr noch nicht so fit ist. Die Mutter gibt nicht nur Milch zur Ernährung und Antikörper gegen Krankheiten, sondern auch Wärme, Nähe und Zuverlässigkeit. Wenn die Stillmutter krank wird, berührt diese Störung auffällig geringer das Kind! Das Stillen fördert zweifelsohne Abwehrkraft, darüber hinaus Selbstbewusstsein, Willensstärke und die Persönlichkeit.

Die Stillzeit ist eine Zeit der Nerven- und Gehirnunreife mit einer erhöhten Verletzbarkeit und Komplikationsgefahr. Man denke nur an das Ereignis des plötzlichen Kindstodes, der im gesamten ersten Lebensjahr unvorhersehbar droht. Das Nervensystem, unsere Lebenszentrale, reift beim Kind erst nach der Geburt aus. Drei Jahre sind notwendig, um differenzierte Hirnleistungen und Funktionen zu beherrschen. Erst dann kann das Kind sprechen und Sprachen erlernen. Das braucht seinen Schutz! Von Natur aus ist das alles sinnvoll organisiert und eingerichtet. Man muss es nur ernsthaft unterstützen: Mutter und Kind zusammenhalten, das Stillen fördern, bei Krisen Unterstützung und Entlastung geben.

Die Symbiose zwischen Mutter und Kind soll als „heilig" und unantastbar angesehen werden. Nichts darf dazwischen kommen, auch keine Injektion! Solange das funktioniert, ist Krankheit die Ausnahme und Gesundheit die Regel.

Das intensive Fremdeln des Kleinkindes unterstreicht weiterhin die Nähewünsche, die geschützt werden sollen. Das lässt am Ende des vierten Lebensjahres nach, und erst dann wächst die soziale Integrationsfähigkeit in eine Gemeinschaftseinrichtung. Auch weiterhin müssen Kinder nicht in den Kindergarten! Erst mit der Einschulung kommt die notwendige Teilablösung vom Zuhause. Kinder brauchen von sich aus vor Ende des vierten Lebensjahres keine Miniclubs, Krabbelgruppen oder Juniormeetings, eher die Eltern in ihrer sozialen Vereinsamung oder, heute häufig, wegen dem Wunsch beider Eltern, weiter berufstätig zu sein.

Kleinkinder bis vier Jahren sehen sich in der berechtigten Position, dass alles ihnen gehört und die Welt sich allein um sie dreht. Das kann **innerhalb** der Familie bei Geschwistern in Frage gestellt werden, sollte aber erst nach dem 4. Lebensjahr **außerhalb** der Familie zugemutet werden. Eltern kennen diese Konflikte ihres Kleinkindes und den oft rauen Umgang der Kinder untereinander in der Sandkiste. Eltern zeigen dann große Betroffenheit über das unsoziale Verhalten ihres oder eines anderen Kindes, wenn es mit dem Mut der Verzweiflung seine Schaufel oder andere Gegenstände verteidigt. Kinder können schon früher begreifen, dass auch andere Ansprüche haben. Aber warum soll es das so früh lernen? Das Fundament ist noch nicht stabil bzw. ich-stark genug! Lassen Sie dem Kind Zeit, dann wird es fähig und kann sich entwickeln. Bewahren Sie Ihr Kind 3-4 Jahre vor den unnötigen frühen Sozialkonflikten!

Es gibt Lebensumstände wie die von Alleinerziehenden oder von existenzieller Not mit notwendigen frühen Trennungszeiten. Dann rate ich als Kompromiss eher zu einer Pflegefamilie oder zu einer Art Ersatzmutter, als das Kind in Gruppen zu geben. Das ist heute unschwer zu organisieren. Es können gerade vereinsamende, aber lebenserfahrene und herzenswarme SeniorInnen für diese Betreuungsarbeit gefunden werden. Notfalls gründet man entsprechende Wohnmodelle, die alte Menschen integrieren. Das ist in überalterten Gesellschaften geradezu ein Zukunftsmodell.

Durch zu frühe Sozialkonflikte kommen Kinder zu früheren Abwehr-Herausforderungen. Erst im Kindergarten sollen sie diese neuen Grenzüberschreitungen und Konflikte üben. Gehen diese Kinder dann über ihre Kräfte, dann korrigieren sich Erschöpfungen oder Überforderungen mit Krankheiten, eben den Kinderkrankheiten. Die entstehenden Auszeiten im Schutze der Mutter und des bekannten sicheren warmen Nestes ermöglichen rasch die Regeneration.

Wann wollen Kinder krank werden? Das hängt nicht von Viren oder Bakterien ab, die sind immer da. Es ist die Destabilisierung der Abwehr durch ein über seine Lebenskräfte hinausgehendes Belastungsereignis. Wenn Sie als Eltern solche Belastungen vor der Kindergartenzeit planen, müssen Sie mit früheren Krankheitsepisoden rechnen. Das wird Ihr Kind verkraften und ohne Impfungen entschieden besser als mit Teilimpfungen. *Aber Sie tragen zu einer frühen Destabilisierungsgefahr Ihres Kindes bei, wenn Sie eine Entwicklungsbeschleunigung verfolgen.*

Nach dem Stillen dehnt sich der Nestschutz weiterhin wirksam auf das bekannte „Nest“, die heimischen Verhältnisse aus. Aus dieser „Trutzburg“ heraus kann das Kind aus eigenem Antrieb hier und da mutigere Erkundungstouren beginnen. Das gelingt nur gut, weil jederzeit jemand da ist, in dessen Arme dieses Kind sich wieder begeben kann. Diese kleinen, aber entscheidenden Momente der Gewissheit der permanenten Anwesenheit der Vertrauensperson sind das Rückgrat der stabilen Kindesentwicklung und des notwendigen Sicherheitsempfindens Ihres Kindes (28).

Die Wichtigkeit einer engen Anbindung an eine Bezugsperson für die Reifung und die Persönlichkeitsentwicklung eines Menschenkindes soll hier nochmals betont werden, insbesondere in der Bedeutung für eine stabile Gesundheit. Für nicht geimpfte wie auch für geimpfte Kinder ist es eine entscheidende Chance, stabil zu bleiben. Daher nenne ich **die ersten 3-4 Lebensjahre das Fundament für das Leben.** Das gute Gelingen dieser Zeit ist von lebenslanger und tragender Bedeutung, ist ein erheblicher Vorteil. Das Misslingen dieser Zeit und das frühe Verlassen des Kindes sind im gesamten Leben nicht mehr korrigierbar. Also mein dringender Rat: Muten Sie und Ihr Partner Ihrem Kind eine ausserfamiliäre Betreuung erst in der Kindergartenzeit zu, wenn Ihr Kind 4 Jahre alt ist. Es wird es Ihnen ein Leben lang danken.

Stabile Persönlichkeiten

- Sind am wenigsten gefährdet
- Haben die stabilere Gesundheit
- Nehmen praktisch nicht an den Komplikationen von Krankheiten teil
- Können gezielt gefördert werden
- Haben die beste Resistenz gegen Suchtleiden und Depression

Tabelle 8. Persönlichkeit

Das Ziel der Kindeserziehung und -förderung ist die Persönlichkeitsstärkung. Was bisher der gesunde Menschenverstand intuitiv vollbrachte, nämlich ein Kind als Früh- oder Reifgeborenes zu wärmen und zu herzen, wird heute neurowissenschaftlich als „richtig“, wichtig und notwendig bestätigt (28). Wie einsehbar und logisch sind diese „neuen Erkenntnisse“, dass das Gedeihen besser ist, wenn wir uns um die Kinder intensiv kümmern!

Frühgeborene

- entwickeln sich besser
- wachsen schneller
- bekommen weniger Hirnschäden
- Herz und Lunge kräftigen sich schneller
- werden früher stationär entlassen

wenn sie viel Wärme und Zuwendung bekommen!

(Durch sensuelle Impulse reifen das Gehirn und die schützenden Markscheiden schneller!)

Tabelle 9: Frühgeborene

Säuglinge

„Berührung ist die erste Sprache“, das Fühlen!
Das Verstehen kommt viel später!

Regelmäßige Berührung

- beschleunigt die Entwicklung,
- kräftigt die Knochen
- fördert die kognitiven Fähigkeiten (Sprache, soziale Kompetenz, Ausdauer), wenn Kinder sich sicher fühlen
- und lässt die Mütter weniger unruhig und depressiv werden
- ermöglicht Vätern mehr Nähe.

Tabelle 10: Berührung von Säuglingen

In den ersten drei Lebensjahren legen wir ein emotionales Gedächtnis an. Es ist die Zeit, an die wir keine bewusste Erinnerung haben, aber eine lebenslange unbewusste. Das verantwortliche Gehirnareal, das in dieser Zeit reift und geprägt wird, ist der Hippokampus, der alle emotionalen Eindrücke empfängt und bündelt. Daher ist Berührung die erste „Sprache“, die beste Verständigung zwischen Mutter, Vater und Kind. Es erklärt auch die Erfolge in Therapien gestörter oder geschädigter Kinder, die mit intensivierten Berührungserfahrungen Defizite aufholen sollen. Das sind spezielle Massagen, warme Bäder oder Kontakte mit Tieren wie das Schwimmen mit Delfinen.

Persönlichkeit und Reifung

- Eine authentische starke Persönlichkeit hat die geringsten Gründe, krank zu werden!
- Entscheidend die ersten Lebensjahre:

  „ Du bist nicht allein und verloren.
  Du bist wertvoll und wichtig.
  Du kannst etwas".
- Prägung des unbewussten Gedächtnisses in den ersten 3 Lebensjahren (Hippokampus-Reifung)

Tabelle 11: Persönlichkeit und Reifung

Wir helfen dem Kind für seinen Einstieg in unsere Gesellschaft, wenn wir von Beginn an gezielt für ein starkes Selbstbewusstsein sorgen. Das kann effektiv stattfinden, wenn wir 3 Jahre lang dem Kind aufzeigen, dass es das Wichtigste auf der Welt ist, dass es beschützt ist und eigene Leistungen gut vollbringt. Diese Positivverstärkung ist der Rückenwind für die günstige Reifung. Das wirkt sich unmittelbar günstig auf das gesamte Wachstum und Gedeihen aus.

Dieses Prinzip der Ich-Stärkung kann auch weiter in der Erziehung beibehalten werden, angereichert mit einer dann allmählich zunehmenden Einschränkung in Form einiger wichtiger „Nein"-Angelegenheiten. In diesen drei Punkten liegt die Basis des angloamerikanischen Erziehungskonzeptes „Triple-P":

- Ich umarme mein Kind,
- ich sage bei vielen Gelegenheiten: „Das hast Du gut gemacht", und
- ich sage „Nein!", wenn ich etwas absolut nicht möchte!

Dieser letzte Punkt des Nein-Sagens ist der am schwersten zu realisierende. Kinder brauchen Grenzen, an denen sie sich orientieren können. Das kann schon früh in der Stillzeit beginnen:

Ein Kind will an die Brust, und die Mutter möchte nicht. Das Kind schreit, und der Mutter wird es unwohl. Das Kind schreit noch mehr, und die Mutter sagt: „Jein"! Das Kind gibt alles, was es mit aggressivem Verhalten zustande bringt, und die Mutter gibt nach. Das Kind hat gelernt: Wenn ich nur entschieden schreie, bekomme ich alles, was ich möchte.

Hier sind für die Zukunft schwere Erziehungskonflikte angelegt. Nein: *Machen Sie es einem gesunden Kind, das alle Fürsorge bekommt, die es braucht, „schwer", lassen Sie Frustrationen zu. Dann werden Sie eine einfache Pubertät erleben. Verwöhnen können Sie das Kind, wenn es krank ist!*

Das konsequente „Nein" für ein Kind leuchtet jedem ein, wenn es um den Umgang mit gefährlichen Dingen wie Feuer, Messer und Straßenverkehr geht. Aber gerade gestillte Kinder genießen diese intensive Zuwendung und können dann immer anspruchsvoller werden. Dann dürfen Sie zunehmend auch Ihre Grenzen aufzeigen. Das heißt nicht, dass jedes „Nein" Bestand haben muss. In kleinen Angelegenheiten darf das Kind „gewinnen". Aber es muss manches klar werden: Dass es nicht die Teller aus dem Schrank ziehen darf, dass es der Katze nicht das Gesicht zerquetschen darf, oder dass Mutter auch einmal keine Lust zum Stillen hat! Dann ist es einfach so und muss in den ersten 3 Lebensjahren absolut nicht erklärt werden. Erst danach können Sie mit Einsicht rechnen.

Kinder

- Erziehung ist die ganz normale „Katastrophe".
- Kinder können ohne Konflikte nicht groß werden.
- Wichtig ist, dass Kinder ganz früh eine Bezugsperson haben, die verfügbar ist, feinfühlig und verlässlich!

Tabelle 12: Kindererziehung (29)

Triple-P Konzept

- Liebe, Wärme, Umarmung, affektive Zuwendung
- Positivverstärkung: „Das hast Du gut gemacht!“, zuhören, ansehen
- Ein Nein bleibt ein Nein! Klarheit, Struktur, Richtung, Gewissheit

Tabelle 13: Erziehung mit dem Triple-P-Konzept

Die Entdeckungen der Neurowissenschaft gehen in diese Richtung, dass bestätigt wird, was wir eigentlich schon lange wussten: Kinder gedeihen am besten, wenn sie alles, wie in den Tabellen 9-14 dargestellt, bekommen. Interessant ist die Beobachtung, dass dann auch die Nerven besser wachsen und die Verschaltungen der Nerven untereinander optimal werden (28). Diese nun bewiesenen Erkenntnisse braucht der Mensch von heute offensichtlich. Denn zu vielen Eltern sind diese wichtigen Zusammenhänge nicht bekannt. Viele Erziehende sind falsch aufgeklärt, irregeführt worden, ermutigt worden, ihr Kind zu früh zu verlassen. Keine Mutter würde aufgrund der natürlichen Liebesbeziehung ihr Kind so ohne weiteres abgeben, wie auch kaum eine Mutter auf den Wunsch zu stillen verzichten würde, wenn man ihr den Stillerfolg ermöglichen könnte. Es ist unsere moderne Medienkultur, die ihr alle diese abnormen Verhaltensweisen einredet und ihr fälschlich versichert, dass dadurch kein Schaden eintreten werde. Warum das geschieht, das kann Thema für ein ganz anderes Buch sein.

Neurowissenschaft

Die neuronale Verschaltung im Gehirn hängt unmittelbar mit der erfahrenen Sozialisation zusammen, die in den ersten 3-4 Lebensjahren stattfindet! Bedeutsam sind:

- Die Präferenz für das Gesicht (Bezugsperson)
- Die Affektstimulation durch Nähe
- Das Erkundungsverhalten, das durch die Anwesenheit der Bezugsperson als sichere Anlaufstation beschützt wird

Tabelle 14: Neurowissenschaft

Unbewusstes

- 90% der Prozesse im Gehirn laufen unbewusst ab
- Das Unbewusste entscheidet über den Grad an Wohlbefinden durch lebenslange Festschreibung früher Gedächtnisinhalte in der Großhirnrede.
- Gedächtnisinhalte sind durch frühe Beziehungserfahrungen in den ersten 3 Lebensjahren emotional „vernetzt“ worden.
- Stabile Basis des Selbstvertrauens = Gewissheit der Beziehungspersonen

Tabelle 15: das Unterbewusste

Unsere frühen Lebenserfahrungen legen fest, was für uns später Wohlbefinden bedeutet. Ein Kind, das früh verlassen wurde und in der Krippe mit anderen teilen lernen musste, lernt schnell: „Wenn ich dafür sorge, dass die anderen zufrieden sind, dann habe ich wenige Probleme und werde gemocht. Tue ich das nicht, dann gibt es Ärger".

Diese Erfahrung führt zu einem gewissen inneren Rückzug. Das Kind zahlt den Preis, die eigenen Wünsche zurückzunehmen, um den anderen zu gefallen und beliebt zu sein. Es verzichtet auf einen Teil seiner Anliegen und Entwicklung zum Vorteil der anderen. Dieses Verhalten wird zum Lebensprogramm. Ähnlich entwickeln sich Kinder, die vor oder in der Pubertätszeit eine Trennung der Eltern erleiden. Es muss nicht betont werden, dass das frühe Zerfallen einer Familie der Persönlichkeitsentwicklung beteiligter Kinder erheblich schadet. Das Betrübliche an dieser Veränderung der Entwicklungsbedingungen ist, dass dieses Muster der gestörten Persönlichkeit sich bei so vielen Menschen, deren Anamnesen und Biografien wir ermitteln, wiederfinden lässt. Es zeigen diese in der Seele und häufig auch körperlich chronisch kranken Menschen eine erhebliche emotionale Instabilität auf dem Boden von persönlicher Unsicherheit. Der moderne Begriff für diesen Zustand ist der „Neurotizismus" (28), dessen Bedeutung in der Tabelle 16 zusammengestellt ist. In neurotischer Beständigkeit verfolgen diese Kranken unbewusst, aber hartnäckig die Versorgung anderer Menschen nach der Devise: Geht es den anderen gut, dann geht es auch mir gut. Wiederkehrend erschöpfen diese Patienten, denn neben ihren eigenen Angelegenheiten müssen sie sorgsam und beständig darüber wachen, dass es den anderen, dem Partner, den Kindern, den Freunden, den Arbeitskollegen, gut geht. Vielfach wird nachts noch weiter darüber gegrübelt, was noch gemacht werden muss oder was misslungen ist. Schuldgefühle, Überlastungs- oder Burn-out-Zustände stellen sich wiederholt ein. Das Eigene kommt zu kurz, wird nicht gelebt. Im Extremfall kommen Erkenntnisse hervor wie: „Ich bin es nicht wert, geliebt zu werden", oder „Keiner hat mich richtig lieb". Wenn dann doch jemand Liebe anbietet, kann diese nicht angenommen werden. Warum auch? Das war möglicherweise von Anfang an nicht der Fall. Schließlich kommt nach vielen Krisen und Tiefschlägen die bittere Einsicht, dass das eigene Leben nie oder zu wenig gelebt wurde.

Neurotizismus oder emotionale Instabilität
• Leben fällt schwer, dysphorische Stimmung • Rückzug, wenn Konflikte auftauchen • Unzufrieden in Beziehungen • Erleben sich als Gebende statt als Nehmende • Sehnen sich nach Nähe – doch können dann diese nicht ertragen • Gefühl zu kurz gekommen zu sein oder versagt zu haben
= selbstempfundene Tragik des **„ungelebten Lebens"**

Tabelle 16: Neurotizismus und emotionale Instabilität (28)

Diese lebenslangen Auswirkungen eines in der Betreuung misslungenen Lebensstarts, eines instabilen Fundamentes in den ersten drei Lebensjahren, einer kurzsichtigen verfrühten Wiederaufnahme des Berufs, in dem niemand dankt, wenn man wieder ausscheidet, diese unglücklichen Beziehungsstörungen am Lebens-Beginn verdienen unbedingte Beachtung und frühzeitige Aufklärung. Die Folgen sind vermehrte Erkrankungen in Körper, Seele und Geist und können als ein Teil des Potenzierungseffektes verstanden werden, der gemeinsam mit dem Impfprogramm und vielen anderen Störfaktoren Schäden im Kind hervorbringt, die sich in dem modernen heutigen Krankheitsspektrum zeigen.

Kindliche Risikofaktoren

- Niedriger Sozialstatus der Elternfamilie
- Chronische Disharmonie der Eltern
- Elterntrennung
- Verminderte Verfügbarkeit der Bindungspersonen
- Gewalt

Tabelle 17: kindliche Risikofaktoren

Die in Tabelle 17 aufgezählten kindlichen Risikofaktoren stellen die ungünstigsten Bedingungen für drohende Schäden an Körper und Psyche abhängiger Minderjähriger dar. Wo das nicht vorliegt, sind günstigere Bedingungen für eine erfolgreiche Gesunderhaltung gegeben. Impfungen erschweren diese ohnehin ungünstigen Lebensbedingungen erheblich.

Alternative 9: Unterdrückung und Verdrängung vermeiden

Eine wichtige Grundregel für die Gesunderhaltung ist die Beachtung der Heilungsrichtung: Krankheiten entstehen und lösen sich von innen nach außen, vom Zentralnervensystem auf die Haut oder vom Vollorgan (Leber, Lunge, Niere) über das Hohlorgan (Darm, Luftröhre, Harnröhre) zum Ausscheidungsorgan (After, Nase, Harnröhrenmündung). Dieser Weg soll gefördert werden, damit das „Innere" sich erholen kann. *Die Umkehrung ist falsch! Die Entwicklung einer Krankheit entgegen dieser Richtung bedeutet Vertiefung und Gefahr!*

Die typischen Kinderkrankheiten (das 3-Tage-Fieber, Masern, Röteln, Windpocken) lösen sich mit dem Hautausschlag (Exanthem), und sofort geht es dem Kind besser. Dieser Weg kann gefördert werden durch Abreibungen des gesamten Körpers (mit lauwarmer Salzwasserlösung von oben nach unten) und mit der homöopathischen Arzneigabe *Sulfur D 12* (Globuli, nur einen Tag: 3 x 3), wenn diese Lösung nach drei Tagen Fieber auf sich warten lässt oder zu schwach erfolgt.

Nachdem ein Ausschlag erwartungsgemäß hervorgekommen und eine Besserung eingetreten sind, kann es durch eine zu frühe Mobilisierung des Kranken wieder zu Rückfällen kommen. Dann kann sich die Heilungsrichtung wieder umkehren, das zentrale Nervensystem sich verschlechtern. Das kranke Kind zeigt dann eine erneute Verschlechterung der allgemeinen Verfassung, Fieber kommt wieder, die Psyche des Kindes verdunkelt sich, Kopfschmerzen beginnen . In solchen Fällen drohen die unangenehmen Komplikationen wie z.B. die Gehirnhautentzündung (Meningitis). Dann geben Sie dem Kind sofort die homöopathische Arznei: *Zincum metallicum D 12* über drei Tage (3 x 3, 2 x 3, 1 x 3 Globuli) und besorgen ärztliche Unterstützung, wenn die Besserung nicht am gleichen Tag eintritt. Glücklicherweise ist diese sekundäre Verschlechterung sehr selten und bei ungeimpften Kindern eher unwahrscheinlich. Aber Vorsicht: Die Risiken, in diese ungünstigen Entwicklungen zu gelangen, steigen bereits mit dem gedankenlosen Verabreichen von Fieberzäpfchen. Das sollte in **keinem** Fall von akutem kindlichen Fieber geschehen. Damit fangen die Gefahren durch Masern bekanntermaßen an! Es gibt genügend lindernde Möglichkeiten, die Fieber nicht unterdrücken und hier später aufgezeigt werden.

Weiter beachte man, dass anstrengende und durchgreifende Kinderkrankheiten (auch der Scharlach) noch eine anschließende Rekonvaleszenzzeit benötigen. Der Kindergarten- oder Schulbesuch müssen noch einige Tage verschoben werden, bis deutlich geworden ist, dass alle Kräfte zurückgekehrt sind.

Das Hautorgan und das Nervensystem haben eine gemeinsame Herkunft, ein gemeinsames embryonales Keimblatt, das Ektoderm. Es ist in der Praxis bedeutsam, die Haut als einen Teil des Nervensystems zu verstehen. *Auf der Haut sollen wir die Störungen tolerieren, denn im zentralen Nervensystem möchten wir sie nicht haben!* Hauterkrankungen sind (bis auf die Hauttumore) ungefährlich, lediglich lästig und können als äußerer Ausdruck einer inneren Störung angesehen werden. Der Volksmund spricht erfahrungsgemäß richtig von der Haut als „Spiegelbild der Seele". Frühe Hautstörungen haben daher einen Signalcharakter. Zunächst gilt es, die Entwicklung abzuwarten, innere Gründe zu suchen und sich in Geduld zu üben. Unproblematisch sind Anwendungen zur Pflege der gestörten Haut mit den einfachen Mitteln Wasser, Licht, Wärme oder Kühle und Pflegecreme. Dazu zählen Kalendulasalben, Lanolin, Glycerin oder einfache Fettsalben. Unterdrückend in der Wirkung und deshalb zu vermeiden sind Behandlungen mit Arzneistoffen wie Kortison, Antibiotika, antientzündliche Arzneien, Harnstoff, Zinkmixturen oder neuere Arzneistoffe wie Tacrolimus.

Moderne Probleme der Haut sind die vielfältigen und leider chronischen Ausdrucksformen der vielfach durch Impfungen geschädigten Abwehrorgane und des Nervensystems. Das sind die chronischen Dauerschäden wie Ekzeme, die Neurodermitis, die Psoriasis (Schuppenflechte), die Rosacea (Schmetterlingsakne im Gesicht) oder das Nesselfieber. Objektiv liegt der Schaden nicht primär in der Haut, sondern tiefer und dauerhaft im Nervensystem. Hier sind bei der Behandlung mühe- und leidensvolle, lange Wege einzuplanen. Der zähe und tief im Nervensystem liegende Ort der Störung ist der Grund, warum es in Krisen nicht immer gelingt, hier vollständig auf die unterdrückenden Lokalanwendungen zu verzichten. Häufig verlaufen daher diese Therapien nach der Devise: Zwei Schritte vor und einer zurück. Sie führen aber langfristig trotzdem zum Erfolg.

Aber eindrucksvoll seltener und harmloser sind diese Hautprobleme bei nicht geimpften Personen. Es gibt eine genetische Disposition zu allergischen Hauterkrankungen, die natürlich auch bei Ungeimpften sichtbar werden kann. Diese Erkenntnis mahnt umso mehr, auf die Impfungen generell eher zu verzichten, denn diese hinterlassen Spuren und Veränderungen in den Genen. Von Generation zu Generation nehmen infolgedessen seit über 100 Jahren Impfgeschichte die Beschädigungen kontinuierlich zu, bis dass absehbar die gesamte Gesellschaft allergickrank sein wird.

Die Herausforderungen für die Eltern beginnen mit den üblichen Wundheiten ihres Kindes. Es sind immer wieder die ersten Störungen, die beim Säugling auftreten und von den Eltern entdeckt und genauestens beobachtet werden. Die weiche, zarte Haut des Kindes soll makellos sein. Hautveränderungen werden schwer toleriert. Man sieht diese so klar und deutlich. Eltern sorgen sich dann schnell und wollen eine rasche Beseitigung.

Heftig gerötet und wund kann sich immer wieder einmal der Babypopo zeigen. Das hängt natürlich mit Stuhlveränderungen zusammen und zeigt deutlich auf, dass die Haut nur die oberflächliche Folgestörung ist. Die konventionelle Medizin verordnet hier zinkhaltige Salben und empfiehlt, diese bereits zur Pflege der intakten Haut zu nutzen. *Mit diesen bagatellisierenden Anwendungen, die vorsorglich Hautstörungen verhindern sollen, beginnt eine Erziehung zur Unterdrückung von Hautstörungen, bevor diese richtig begonnen haben! Auf den gesunden Babypopo muss* **nichts** *aufgetragen werden, kein Öl, keine Salbe oder Sonstiges.*

Wenn Wundheiten entstehen, sind „innere" Gründe des Kindes verantwortlich. Der Po kann gespült, belichtet, geföhnt, mit Kalendula, mit Muttermilch und mit häufigerem Windelwechseln gepflegt werden. Bei hartnäckigem Anhalten oder Zunehmen der Läsionen ist eine ganzheitliche Sicht angeraten, um eine körpereigene Lösung von innen nach außen zu befördern. Dies favorisiert und unterstützt die Homöopathie ganz im Sinne der Verbesserung der Selbstheilungsfähigkeiten.

Auf dem körperlich-organischen Gebiet nennen wir die Behinderung der Ausscheidung *Unterdrückung*, auf dem psychischen Gebiet sprechen wir von *Verdrängung*. Beides soll entschieden vermieden werden. Zur Verdeutlichung ein Beispiel: Angenommen, Sie ertragen Ihren Nachbarn nicht. Sie versuchen umsichtig, jeden Kontakt zu vermeiden. Es entsteht eine seelische Wunde, die jedes Mal schmerzt, wenn diese Person in Ihnen wieder präsent ist. Das kann sich in Schlaf-, Magen- oder Verdauungsstörungen weiterentwickeln. Dieses Muster ist in den Mobbingereignissen immer wieder zu finden. Die Lösung kann nur die Klärung bringen: Die freie Meinungsäußerung in einer Konfrontation mit neuer Verständigung oder eine Trennung voneinander.

Der Mensch erträgt eine Menge an Unterdrückungs- und Verdrängungsereignissen. Die Aufarbeitungen und das Zurückverfolgen von schweren Erkrankungen und Komplikationen zeigen jedoch regelmäßig, dass hier entschieden nachlässig verfahren wurde!

Der Organismus verfolgt auf dem Weg der Selbstheilung einen hierarchischen Selbstschutz seiner zentralen, lebensnotwendigen Organe mit der Verlagerung des „Kranken" in die Peripherie. *Das sichtbare äußere Störungszeichen wird zum „Feuermelder" der zentralen Veränderung oder Gefährdung.* Schulmedizinisch wird hier keine Rücksicht geübt, im Gegenteil werden die Oberflächenerscheinungen als das „Kranke" fehlinterpretiert und konsequent behandelt. Anders sich orientierende, nicht geimpfte Menschen sollten folglich sehr wachsam und konsequent dieses frühe Unterdrückungs- oder Verdrängungsrisiko zu verhindern suchen! Der Sinn liegt in der vorsorglichen Vermeidung eines Erkrankungspotenzials und in den zumutbaren frühen und kleinen Trainingsaufgaben für die Verbesserung der Selbstheilung. Wieder erhebt sich nach dieser Betrachtung die Frage: *Wann und warum will der Mensch krank werden? Nicht die sogenannten Erreger lösen eine Krankheit aus. Es ist der Mensch selber, der über sein Schicksal weitgehend entscheidet.*

Diese Gedanken sollen den **eigenen** Anteil am Erkranken herausstellen. Auch mir ist bewusst, dass es viele schwer beeinflussbare äußere krankmachende Ereignisse gibt, gegen die wir machtlos sind, wie Bestrahlung, Luftverschmutzung, Genmanipulation, Kriege oder Gewalterlebnisse.

Zugegeben schwieriger wird diese Strategie der Gesunderhaltung im Jugendalter, wenn die hormonbedingte Pubertätsakne beginnt. In den Jugendjahren ist die Bereitschaft zur Unterdrückung und Verdrängung sehr hoch, denn nichts darf den äußeren Schein trüben, wenn es um die ersten Sexualkontakte geht. Es bedarf einer bis zu diesem Zeitpunkt starken Persönlichkeit, die ihr verändertes Gesicht der Öffentlichkeit zumutet und nicht mit antientzündlichen Arzneien von außen her zu therapieren beginnt. Aber auch hier können homöopathische Unterstützungen helfen, wieder „ganz" und freier von Beschwerden zu werden.

Erste Beobachtungen in der Praxis mit ungeimpften Kindern sind das weitgehende Fehlen der Dysmenorrhoe (Schmerzen bei der Periode) bei Mädchen und die Abschwächung der Hautakne von Jugendlichen. Damit lässt es sich besser leben. Beide Schadensmuster sind plausibel Immunstörungen als Spätfolgen des Impfens: Die rheumatischen Schmerzen der Gebärmutter und die chronischen Entzündungen der Talgdrüsen. Beides entwickelt und verstärkt sich unter dem Einfluss der Geschlechtshormone.

Alternative 10: Zumutbare Krankheiten zulassen, das „Training"

Warum gibt es denn Krankheiten? Warum gibt es akute und warum chronische, warum milde und warum schwere und dann noch epidemische Krankheiten?

Diese Fragen werden zu wenig in der Medizin diskutiert, weil das Paradigma der Erregerbedingung zuvorderst verfolgt wird. Jede Krankheit scheint für sich zu stehen und schlimm genug zu sein, um sogleich effektiv beseitigt werden zu müssen. Stets wird von der konventionellen Medizin die Suche nach dem krankheitsauslösenden Teil unternommen. Das verspricht eine effektive Antitherapie. Auf diesem Wege haben wir eine eindrucksvolle Phase der Schulmedizin verfolgt, die bakterielle Erreger entdeckt und erfolgreich mit Antibiotika bekämpft hat. In Konsequenz hat sich hieraus das Impfthema entwickelt. Leider führt diese Impfbelastung wiederum zu vermehrten bakteriellen Infekten und erzwingt häufiger wieder Antibiotika. Kurzfristig ist der Erfolg eindrucksvoll, langfristig zeigen sich die Nachteile.

Die ersten Rückschläge kamen mit den Resistenzen von Keimen gegen die Antistoffe. Das beflügelte die Forschung, neue, effektivere Wirkstoffe zu suchen. Die Wandlungsfähigkeit dieser Erreger zeigt auf, dass dieses Vorgehen nicht dauerhaft funktionieren kann. Heute ist absehbar, dass es multiresistente Problemkeime gibt, gegen die bald kein Wirkstoff mehr zur Verfügung steht. Die Großzügigkeit in der Verordnung dieser Arzneien in der täglichen Praxis wird langfristig zum Risiko und daher mit Recht angeprangert. Im zu häufigen Einsatz bei Tier und Mensch schwächt man die Wirksamkeit dieser antiinfektiösen Mittel schleichend ab. Die Medizin rudert allmählich und leider zu langsam zurück, muss sparsamer mit den Verordnungen umgehen und fortschreitende Resistenzen befürchten. Es wird wieder lohnender, den Frieden mit den Bakterien zu suchen, anstatt diese Kriegsführung fortzusetzen.

Als nächstes musste anerkannt werden, dass nach der antibiotischen Behandlung von Bakterien die Viren für weitere Probleme sorgen. Hier hilft kein Antimittel mehr durchgreifend oder nachhaltig. Nur die Impfung gegen spezielle Viren verspricht theoretisch noch eine gewisse, aber nicht dauerhafte und daher unzuverlässige Wirksamkeit.

Leider zeigen die aktuellen Krankheitsentwicklungen, dass zwar Erreger reduziert, aber nicht Krankheiten ausrottbar sind. Immer mehr erregerfreie „chronische“ Seuchen wie Allergien, Neurodermitis, Asthma bronchiale, Rheuma, Autoimmunkrankheiten, Bluthochdruck, Krebs, Multiple Sklerose, Parkinson-, Alzheimer- und Creutzfeld-Jakob-Krankheiten breiten sich aus. Das erscheint den Betroffenen dann wie die Macht des Schicksals. Dass hier ein lebenslanges Strickmuster für deren Entstehung vorliegt, kommt wenigen in den Sinn, und wird zudem den Leidenden von vielen Medizinern ausgeredet. Es nützt ja nun den Betroffenen auch nicht mehr. Anders aber hat es Bedeutung für die Nachkommenden.

Jahrhunderte lang sind Beobachtungen über die Gesetzmäßigkeiten von „gesund“ und „krank“ gemacht und Erkenntnisse gewonnen worden. Die Schulmedizin belächelt heute solche Erfahrungen, da sie nur das wissenschaftlich Nachgewiesene anerkennen will und reagiert nicht auf eindringliche Beobachtungen und Erfahrungen. Sie verschließt sich immer noch der ganzheitlichen Sicht und der natürlichen Lebensdynamik. Unbestritten sind von der Schulmedizin Erfolge in der Reparatur und in der Palliation (Beschwerdeerleichterung) von schweren organischen Schäden erreicht worden. Dringender wird heute und in der Zukunft die andere vernünftigere Weichenstellung vom Lebensbeginn an, die sinnvolle Vorsorge, die langfristig im Sinn hat, das chronische Leiden zu verhindern, indem wir die frühen, akuten und zumutbaren Erkrankungen als Trainingseinheiten wieder tolerieren und nutzen. Treten diese Erkrankungen auf, können wir auf den ganzheitlichen Zusammenhang achten und auf die Entwicklung der Gesamt-Persönlichkeit schauen. Wir können uns auf die Suche machen nach dem „Sinn“ einer Krankheit. Vielleicht finden wir eine oder mehrere der folgenden Gegebenheiten:

- Es haben sich Lebenskonflikte ergeben
- Die Persönlichkeit ist momentan schwach
- Die Entwicklung ist zu schnell und hat überfordert
- Die Entwicklung ist zu langsam und hat unterfordert
- Unverträglichkeiten aus der Umwelt sind entstanden
- Entkräftungen durch physische oder psychische Anstrengungen haben destabilisiert
- Die Gene sind an den akuten Erkrankungen beteiligt
- Nach Impfungen: Es gibt einen dringenden Bedarf, das Unverträgliche einer Injektion wieder loszuwerden. Leider lassen sich Injektionen

nicht umkehren. Man kann nicht mehr frei davon werden. Der Organismus kann nur eine Gewöhnung und Beruhigung erreichen. Im ungünstigen und überfordernden Falle zeigen sich Schäden.

Anfänglich und akut sind noch Erreger beteiligt und bekämpfbar. Man ist langfristig gesehen aber besser beraten, wenn man eine Strategie wählt, die die Harmonie mit den Pilzen, Bakterien und Viren und nicht die Gegnerschaft anstrebt. Das ist unter guten wirtschaftlichen Bedingungen auch leicht möglich. Was in der biologischen Landwirtschaft unter nachhaltigem Wirtschaften verstanden wird, gilt für den Mikrokosmos im Menschen ebenso. Bedenken Sie, dass wir 10-mal mehr Erreger als Körperzellen in uns haben. Gesundheit definiert sich als ein Gleichgewichtzustand mit dieser belebten Welt von Erregern, die uns mal nützlich und seltener schädlich sind. Der Mensch wird krank, wenn er völlige Desinfektion anstrebt. Er bleibt oder wird gesund und stabil, wenn er sich früh und rücksichtsvoll den Herausforderungen stellt. Anfänglich sind diese Aufgaben zumutbar und gut zu bewältigen, später immer weniger. Impfungen spielen in dieser Gesunderhaltungsstrategie eine unheilvolle Rolle.

Es ist auffällig und auch in vielen Untersuchungen nachgewiesen, dass Fieber für die meisten schweren chronischen Störungen des Abwehrsystems (wie Allergien, Autoimmunkrankheiten und auch Krebs) von Vorteil ist, einerseits Prophylaxe und andererseits Therapie, um eine gewisse Reduktion und Erleichterung zu erfahren. Fiebern können Kinder am besten, schnell, akut und unkompliziert und besonders profitabel in den durchgreifenden Kinderkrankheiten. Daher wird der Begleitung des Fiebers hohe Bedeutung zukommen und anschließend in der Alternative 11 ausgiebiger beschrieben.

Kinder und auch Erwachsene trainieren **alle** ihre Fähigkeiten bis zur jeweiligen individuellen Perfektion. Die Ergebnisse sind abhängig von den gestellten Anforderungen, den altersgemäßen Möglichkeiten und Zumutbarkeiten. Mit kleinen Aufgaben zu beginnen und zu immer größeren Herausforderungen geführt zu werden, ist Anliegen und Inhalt der Pädagogik und eines Konzeptes des Fit-für-das-Leben-Werdens. In allen Belangen kindlichen Wachsens und Gedeihens werden zu große, zu schnelle

Entwicklungsschritte zu Pausen, zum Innehalten und zu Erkrankungen führen, die nach Überwindung zu neuen Kräftekonzentrationen und Fähigkeiten führen. Krankheit wird dann zum erzwungenen und schließlich sehr sinnvollen Rückzug, um durch Überwindung wieder zu „wachsen".

Das stellt sich bei Impfungen völlig anders dar: Willkürlich und zu einem erzwungenen Zeitpunkt und auf dem unnatürlichen Wege der Injektion soll ein Gemisch verschiedenartigster Substanzen wiederholt vom Körper des Geimpften „unschädlich" gemacht werden. Dieses Vorgehen hat mit Abwehrtraining wenig und mit dauerhafter Provokation sehr viel zu tun. Hier gibt es keine Überwindungschance, sondern nur Gewöhnung, so gut oder so schlecht es eben geht. Das eingespritzte fremdartige Gemisch verrichtet seine Wirkung und kann nicht ausgeschieden werden, trotz aller Bemühungen, die anschließend zu beobachten sind. So wird diese Maßnahme selbst zum Handicap für das erfolgreiche Überwinden aller anderen Aufgaben. Dieser Preis ist sehr hoch. Ich meine, dass die Unheilbarkeit so vieler Krankheiten von heute damit eng verbunden ist.

Umgekehrt ist die Aussicht, freier von unheilbaren, chronischen Krankheiten zu bleiben, am größten, wenn von jeglicher Injektion Abstand genommen wird **und** die frühen akuten Krankheiten durchgemacht und genutzt werden. Erwachsene jeden Alters können hierzu die saisonalen Grippen nutzen. Das ist das ewige Training und Lernprogramm des Lebens.

Alternative 11: Toleranter Umgang mit Fieber

1. Besonderheiten des Fiebers

Fieber ist eine anstrengende Körperleistung gegen eine Krankheit und **nicht** die Krankheit selbst! Daher soll nicht das Fieber gesenkt, sondern seine Arbeit und Effizienz unterstützt werden. Die Fähigkeit zu fiebern, ist ein Zeichen guter Gesundheit. Chronisch Kranke, Allergiker, abwehrgeschädigte Personen und gar Krebskranke zeichnen sich eher durch jahrelange Unfähigkeit aus, hoch zu fiebern. Es wäre gar eine der besten Therapien! Kinder und Wöchnerinnen können schnell und hoch fiebern und bei guter Begleitung lebenslang davon profitieren!

Bakterien und Viren provozieren die Fieberauslösung durch gewisse Substanzen („Pyrogene") in der für die Temperaturregulation zuständigen zentralen Gehirnregion. Diese löst das Zittern und Vibrieren von Muskeln („Schüttelfrost") aus, wodurch Wärme entsteht. Die Basiskörpertemperatur kann von 37° Celsius auf über 41° Celsius gesteigert werden. Krankheitserreger werden ab 39° Celsius immer unbeweglicher und schwach. Die Hitze fördert hingegen die Abwehr wirkungsvoll mit Steigerungen der Pulsfrequenz, des Blutumlaufs und der Organdurchblutung. Die Abwehrzellen werden aktiviert und vermehrt ausgeschüttet. *Drei Tage solle man dem Kind und dem Erwachsenen Zeit für das Fieber lassen.* Mit Überwindung der Krankheit sind eine Überwindung des Erregers und ein bleibendes Immungedächtnis, eine Lebens-Erfahrung, entstanden.

Fieber ist:

- eine große **Anstrengung** für den gesamten Organismus
- ein **Hitzeerlebnis** in Selbstwahrnehmung
- eine **Leistung**, die geeignet ist, das Selbstvertrauen zu fördern
- aber auch eine erzwungene, zeitlich begrenzte, totale **Introversion**, die schwer die Leidensfähigkeit, die Auseinandersetzung mit sich selbst und die Frustrationstoleranz prüft
- eine **aufregende Zeit** für die Begleitenden, deren Vertrauen in die Fähigkeiten des Kranken geprüft wird!

Nach überstandenem Fieber beeindrucken die Wiedergenesenen mit ihrer Ausgeglichenheit und Kinder mit neuen Entwicklungsschritten. So wird „Fieber“ zu einer wertvollen, ja unverzichtbaren Selbsthilfe auf dem Entwicklungsweg zu einer kraftvollen vitalen Persönlichkeit.

Fiebersenkende Maßnahmen wie Fieberzäpfchen oder Wadenwickel vermögen zu lindern und vordergründig die Arbeit zu erleichtern, sind aber unnötig, kurzsichtig und behindernd, sie schmälern den Erfolg und sollen unterbleiben!

Künstliche Fiebersenkung in den ersten drei akuten Tagen bedeutet Abwehrbehinderung (Immunsuppression), beschneidet das Erlebnis, die Reifung, beeinträchtigt die Konzentration auf das Wesentliche, reduziert den längerfristigen Vorteil.

Fieber sollte im ersten halben Lebensjahr gar nicht vorkommen und bereits nach einem Tag ärztlich geklärt werden. Die Anstrengung und der Flüssigkeitsverlust destabilisieren einen kleinen Säugling sehr schnell. Glücklicherweise kommt das bei nichtgeimpften und voll gestillten Säuglingen extrem selten vor. Umso störender, ärgerlicher und ignoranter sind die frühen Impftermine ab der 9. Lebenswoche, wenn die Impfkrankheiten aufgezwungen werden!

Ab dem 7. Monat kann einem Säugling ein drei Tage andauerndes Fieber zugemutet werden! Das ist für alle Beteiligten und für das Kind aufregend und sehr anstrengend, aber es lohnt sich! Eine häufige und typische frühe Kinderkrankheit heißt „3-Tage-Fieber“, die am 4. Tag vollständig entfiebert unter Hervorbringung eines zarten, fein gepunkteten Ausschlags am Körper. Das Kind ist danach deutlich aktiver, freundlich wesensverändert, trinkt und isst wieder. Der Erreger ist ein Herpes-Virus (Gruppe 6). Antibiotika sind wirkungslos, unsinnig und ärgerlich. Die Geduld hingegen zahlt sich aus! Das Kind hat etwas geleistet, was es für den positiven Ausgang seiner weiteren und später nachkommenden Kinderkrankheiten immer wieder benötigt: Es hat die Störung aus dem zentralen Nervensystem zuletzt auf die Oberfläche, die Haut, ausgeleitet. Das ist der biologisch richtige Heilungsweg, der hier überzeugend gelernt wird.

Eltern können in mehrfacher Hinsicht ihrem Kind und sich selbst im Fieberfalle helfen, indem genauer differenziert wird. Wir unterscheiden zwei Phasen:

- die **trockene Erregungsphase**

  mit Schüttelfrost, Trockenheit, Verhaltung von Urin, Stuhl, Schweiß und Sprache, Erregung bis zur Angst, Temperaturanstieg. Das Kind will für sich sein, ist in sich gekehrt und versucht zu schlafen. Es sucht Wärme, Ruhe und Rückzug. Man hilft mit kompletter Reizabschirmung, bequemer Lagerung, bei kalten Füßen mit Wärmflasche an die Sohlen und mit wärmenden Decken und Socken.

- die **feuchte Entspannungsphase**

  mit Schweißausbruch, Temperaturabfall (durch Verdampfungskühlung von Schweiß), Lösen von Urin und manchmal Stuhl und mit allgemeiner Beruhigung. Das Kind wird mitteilsamer, deckt sich ab, interessiert sich für Zuwendung und Getränke. Man hilft mit Kleider- und Bettzeugwechsel, leichterer Bedeckung, mit gutem Zureden und mit der Erfüllung allgemeiner Wünsche.

Diese Phasen können einander abwechseln und so das Kind wie auch die versorgende Umgebung in Unruhe und Sorge halten.
Zu unterscheiden sind weiter:

- das **positive Fieber**. Das Kind kann es gut ertragen und findet, was es sucht: zuerst die Wärme, den Schlaf und die innere Konzentration, danach die Lösung und Entspannung. Die Höhe des gemessenen Fiebers ist belanglos, wenn das Kind gut trinkt, gut Urin ausscheidet, Ruhe findet, sich mitteilt, klar und ansprechbar ist. Die Fieberzeit soll nach drei Tagen beendet sein. Dieses Kind braucht nur behütet und beschützt werden.

- das **negative Fieber** ist das zu behandelnde: Das Kind ist durstlos, trocken, schwitzt nicht, wirkt benommen bis apathisch, stöhnt oder schreit und findet keinen Schlaf. Das Fieber zeigt auch am 4. Tag keine Rückläufigkeit. Spätestens mit dem 4. Tag muss eine Diagnose der Krankheit gesucht werden und eine umfassende ärztliche Untersuchung stattfinden.

Eine besondere Fieberform zeigen immunstarke Personen: Das Fieber steigt zu einer bestimmten Tageszeit, häufig ab den Nachmittag, um dann in der Nacht wieder abzufallen. Der Vormittag ist häufig fieberfrei. Es wird getrunken und gegessen, Ausscheidungen finden statt, und Anteilnahme ist vorzufinden. Solch ein Fieberverlauf darf länger als drei Tage anhalten, die Vitalität ist langfristig günstiger. Vorsicht ist dennoch geboten. Die nachfolgenden Kriterien gelten hier genauso.

2. Was ist bei Fieber zu beachten?

- Die Betreuung sollte durch einen Elternteil gewährleistet sein.
- Es ist normal, dass Kinder zu Beginn erbrechen. Sie entledigen sich der Verdauungsarbeit, um ihre Kräfte zu konzentrieren.
- Rückzugsmöglichkeiten schaffen, dem Kind bei der Konzentration seiner Kräfte weiter helfen durch

  - fasten lassen und

  - Reizabschirmung (von Geräuschen, Licht, Zugluft, von Fernsehen und unnötigen Besuchen)
- Niemals baden lassen! Allenfalls Körperabreibungen von Kopf bis Fuß, um Schweißbildung und Hautausschläge zu fördern.
- Für das Trinken sorgen, bisweilen mit Nachdruck, Durst durch Salziges provozieren (Salzstangen, Gemüsebrühen, Tee gezuckert und gesalzen).
- Auf Bettruhe drängen! Kinder verhalten sich authentisch mit ihrer Kraft und in ihren Bedürfnissen. Bei Bewegungsdrang vorsichtig bremsen.
- Niemals ins Freie lassen, sondern einen fieberfreien Tag im Haus anhängen. Häufig steigt abends nochmals die Temperatur. Schwäche liegt vor. Das zweite Kranksein ist immer das unangenehmere! Jede Anpassung an Außentemperaturen kostet wertvolle Kraft, zu jeder Jahreszeit!

- Und nochmals: keine fiebersenkenden Maßnahmen! Bei Säuglingen die Plastikwindel entfernen (Hitzestau!) und durch Baumwollwindel oder Handtücher ersetzen, oder Luft mit Baumwolleinlagen schaffen.

In der Praxis reagieren viele Eltern bei Fieber zu früh, ertragen den Zustand nicht, fordern zu schnell ärztliche Hilfe an. Das führt immer wieder zu unnötigen und ärgerlichen fiebersenkenden Arzneiverordnungen. Durch den herbeigerufenen ärztlichen Notdienst bekommen die Eltern häufig Kommentare zu hören wie: Es liege eine „beginnende Lungenentzündung" vor, oder es drohe dieses oder jenes schwere und gefährliche Krankheitsereignis, was die vorsorgliche Verordnung eines Antibiotikums notwendig mache. Die frühen Verordnungen erfolgen voreilig und sind in den meisten Fällen nicht zu rechtfertigen. Diese Einschüchterungen sind ärgerlich, verschärfen die Angst der Eltern, lassen sie in der Zukunft ähnlich ungeduldig und unselbständig reagieren.

Das kann vermieden werden, wenn die Eltern sich an die Unterscheidung eines negativen von einem positiven Fieber halten, homöopathische Arzneien anwenden lernen und erst ab dem vierten Tag nach ärztlicher Abklärung fragen. Auf diesem Weg überstehen sie das Drei-Tage-Fieber, bekommen den Scharlach-Hautausschlag zu sehen und verhalten sich richtig bei Masern. Zunächst ist es stets unklar, weshalb das Kind fiebert. Schließlich erlauben Sie aber Ihrem Kind das effektive Training mit durchgreifender Immunisierung.

Bei Bedarf und Notwendigkeit („negatives Fieber") können homöopathische Einzelmittel helfen, die in die Hausapotheke gehören. Die Verabreichung ist zu Beginn der Hausapotheke in diesem Heft genauer beschrieben. Hier eine erste Auswahl hilfreicher Arzneien:

ACONITUM NAPELLUS (Acon) C 30:
Ein typisches Anfangsmittel. Der Schüttelfrost beginnt plötzlich, ist extrem intensiv, das Kind sehr ängstlich, erregt bis panisch und vollständig trocken (d.h. kein Schweiß!). Das Fieber beginnt nach Kälteexposition und vor Mitternacht. Reichlich Durst kommt vor.

ATROPA BELLADONNA (Bell) C 30:
Sicherlich das häufigste Mittel für Hochfiebernde. Zickzackförmige Fieberspitzen im Verlauf, intensiv rotes Gesicht, Kopfschmerzen, Augendruck, klopfende Halsschlagadern, kühle Hände und Füße, die ganze Hitze scheint in den Kopf zu steigen. Das Kind ist ärgerlich gereizt, will für sich sein, reagiert empfindlich auf Licht, Lärm und Berührung. Die Krisen sind mit Schlaflosigkeit vor Mitternacht verbunden. Es kann etwas schweißig sein, der Mund ist trocken, und es zeigt kein Interesse für das Trinken. Immer wieder bohrt es den Kopf in den Nacken.

GELSEMIUM SEMPERVIRENS (Gels) C 30:
Zuerst eine zittrige Erregungsphase mit vielen Ungeschicklichkeiten, versucht sich zu kontrollieren, lieb und brav zu sein, klagt über Stirnkopfschmerzen und häufigen Harndrang. Später folgen eine lähmige Erschöpfungsphase, Dauermüdigkeit, schwere Lider und Glieder, Sehstörungen und kloßige Sprache. Das Fieber ist am 4. Tag abgeklungen und erscheint erneut am 5. Tag.

FERRUM PHOSPHORICUM (Ferr-p) C 6 oder D 12:
Für geschwächte Kinder, oft vorgeimpfte, mit vielen Nasen-Rachen-Ohr-Verschleimungen, mäßiges Fieber bis knapp über 39°, mit wechselndem Zustand und Aussehen. Krisen besonders frühmorgens 4.00 bis 6.00 Uhr. Typisch: Nasenbluten bei Fieber.

BRYONIA ALBA (Bry) C 6 oder D 12:
Kontinuierlich ansteigendes Fieber bis zu mäßiger Höhe, viele Gelenkschmerzen, sehr durstig, spröde Lippen. Nachts ist es immer gut, denn Ruhe bessert, die geringste Bewegung hingegen verschlechtert! Will seine Ruhe haben und nicht reden. Krank durch Ärger oder Kälte nach warmen Tagen.

RHUS TOXICODENDRON (Rhus-t) C 30:
Hohes hektisches Fieber mit Fieber-Lippenbläschen. Ganze Nacht unruhig, viele Gliederschmerzen wie Muskelkater. Tagsüber in fortgesetzter Bewegung allmähliche Besserung. Morgens ist die erste Bewegung schmerzhaft, wie steif und eingerostet, sucht Wärme. Krank durch körperliche Anstrengung mit viel Schwitzen und durch Kälte und Wind.

Rhus-t ist eine häufige Arznei in den Übergangszeiten Frühjahr und Herbst.

NUX VOMICA (Nux-v) C 30:
Sehr ungeduldige, ärgerliche Kranke, die an allem nörgeln. Verträgt keine Kälte, keine Zugluft, will es ganz warm haben, will heiße Getränke und bedient werden. Krank durch Stress, Schlafmangel, nach dem ersten trockenen Kälteeinbruch im Herbst und Winter, durch Unterkühlung und nach Ärger. Schüttelfrost und Hitzephasen wechseln sich ab.

SULFUR (Sulf) C 6 oder D 12:
Wenn sich am 4. Tag das Fieber nicht löst, die Nacht unruhig bleibt. Fördert die Ausscheidung und Lösung der Krankheit. Hitzige, vitale Kinder, die nachts viel Kühles trinken wollen und tagsüber ständig Süßes verlangen. Nützlich, wenn nach drei Tagen keine Besserung in Sicht ist!

Sie dürfen und sollen Ihrem Kind Fieberanstrengung abverlangen, es dabei verwöhnen, Wünsche erfüllen und Erleichterung allgemeiner Art verschaffen.

3. Der Fieberkrampf

ist ein Krampfgeschehen, das zwischen dem 2. und 7. Lebensjahr bei bis zu 5% aller Kinder vorkommt. Dieses Ereignis ist nach einer Umfrage bei Eltern für diese so dramatisch, dass an die *80% glauben, ihr Kind sterbe!*

Und so verhalten sich auch die meisten: Sie packen ihr Kind und fahren Hals über Kopf in die nächste Klinik. Dort präsentieren sie meist ein schlaffes, aber ansprechbares Kind, das wieder nach Hause könnte. Nur, ein Krankenhaus ist ein juristischer Raum, der gefordert ist, das Kind eingehender zu untersuchen einschließlich Blut- und Hirnwasseruntersuchungen („Rückenmarkpunktion"). Es darf und soll nichts übersehen werden. Nicht selten wird das Kind zur Beobachtung aufgenommen, mit Fiebermitteln und mit Antibiotika behandelt.

Dabei sind über 99% (!) aller Fieberkrämpfe harmlos und dürfen stattfinden! Daher möchte ich Sie hier darauf vorbereiten, dass auch bei Ihrem

geimpften oder ungeimpften Kind dieses Ereignis auftreten kann. Es sieht der Fieberkrampf für Eltern schrecklich aus, der erste ist immer der aufregendste, aber Besonnenheit ist gefragt, der Notarzt überflüssig und der Ablauf beeinflussbar. Schäden sind nicht zu erwarten! Der Fieberkrampf kommt bei 60% der Kinder ein zweites Mal und bei 30% von diesen häufiger vor! Es hat noch keine Untersuchung irgendeinen Folgeschaden und auch nicht Beeinträchtigungen späterer intellektueller Leistungen finden können. *Daher sollen Eltern aufgeklärt werden über die Harmlosigkeit und Gutartigkeit dieses Geschehens, um besonnen und abwartend zu reagieren!*
Der typische Fieberkrampf (23) beginnt in der Fieberanstiegsphase, wenn die Körpertemperatur gerade 38 Grad erreicht hat. Das eher blasse Kind zeigt Zuckungen einzelner Muskeln, dann rucken die Extremitäten rhythmisch (klonische Phase), und das geht über in eine Krampfstarre (tonische Phase). Die klonisch-tonische Phase kann eine, bis fünf und gar bis fünfzehn Minuten andauern. Danach erfolgt der Übergang in eine schlaffe Phase. Das Kind ist wieder ansprechbar, reagiert zögerlich nach Ansprache und zeigt sich sehr müde. Das letzte Stadium dauert eine halbe Stunde und länger.
Die wenigen abnormen Verläufe von Fieberkrämpfen (unter 1%) werden durch deutliche Besonderheiten auffallen und mit ernsteren Diagnosen verbunden sein, die danach gestellt werden. Dann ist der Krampf

- zu lange (über 10 Minuten) anhaltend in der klonisch-tonischen Phase
- zu asymmetrisch oder einseitig
- öfter wiederkehrend am **gleichen** Tag
- während eines länger anhaltenden hohen Fiebers entstanden.
- jenseits des 8. Lebensjahrs noch aufgetreten.

Für Eltern sind Sekunden des Krampfens schon eine Ewigkeit, da sie der Anblick erschüttert. Aber sie können Hilfestellung leisten:

- sich selbst beruhigen (tief durchatmen, entspannen!)
- das Kind in Seitenlage bringen
- auf das Abfließen von Speichel oder Erbrochenem achten, sodass keine Einatmung in die Lunge droht

- einen Keil, ein Taschentuch oder Waschlappen zwischen die Zähne klemmen, um einen Zungenbiss zu verhindern. Diese Maßnahme ist bei einem epileptischen Krampf wichtig. Der Zungenbiss kommt beim Fieberkrampf nicht vor, auch nicht das Einnässen oder Einkoten; dies hilft zu unterscheiden.

Nach einem Fieberkrampf sind beim nächsten akuten Fieber wie auch bei allen weiteren in der Zukunft medikamentöse oder physikalische (wie durch Wadenwickel) Fiebersenkungen nicht nötig (23), sollen gar grundsätzlich unterbleiben! Das unterstreicht die Harmlosigkeit des Fieberkrampfes, auch wenn Wiederholungen vorkommen.

Geimpfte wie ungeimpfte Kinder können Fieberkrämpfe bekommen. In der Praxis sind Krämpfe nach den Lebendvirusimpfungen (Masern-Mumps-Röteln) gefürchtet und charakteristisch. Das ist nicht überraschend, wenn man weiß, dass diese drei Viren bevorzugt in die Zellkerne des Nervengewebes vordringen.

Zu ihrer Beruhigung sollen sich Eltern vorsorglich oder nach dem ersten Fieberkrampferlebnis ein Notfallmittel verschreiben lassen: Mit Diazepam-Rectiolen®, über den After verabreicht, kann die Krampfschwelle angehoben und der Krampf jederzeit beendet werden, wenn Ihnen dieser „zu lange" andauert oder Sie den Zustand nicht aushalten. Aber lassen Sie sich Zeit bis zu der Verabreichung.

Für den Spontanverlauf mit dem zu erwartenden gutartigen Ende können einige homöopatische Arzneien zunächst bevorzugt und bevorratet werden:

NUX VOMICA (Nux-v) C 30:
wenn in der frühen Fieberphase mit Frost Muskelzuckungen auftreten.

CUPRUM METALLICUM (Cupr) C 30:
wenn die klonisch-tonischen Krämpfe beginnen.

HELLEBORUS NIGER (Hell) C 30:
in der nachfolgenden schlaffen Phase mit der „langen Leitung": Sie sprechen das Kind an, und es antwortet verspätet.
Geben Sie jeweils drei Globuli auf die Zunge, lösen Sie weitere fünf Glo-

buli in einem halben Glas Wasser auf, verrühren Sie die Lösung, und befördern Sie etwas davon wiederholt (z.B. alle 15 Sekunden) in den Mund des Kindes. Es reicht, wenn Sie Ihren Finger eintauchen und in den Mund des Kindes führen. Vor jeder neuen Gabe verrühren Sie die Lösung kräftig. Mit der Besserung beenden Sie diese Arzneigaben!

Und nochmals: *Ein Fieberkrampf ist (fast) immer harmlos, gutartig, ohne Folgen und darf vorkommen. Fiebersenkung ist unnötig und soll unterbleiben.*

Der Vorteil der homöopathischen Gaben ist gegeben durch die Unterstützung der eigenen Fähigkeiten, die durchgreifende Immunisierung und auf längere Sicht die Stabilisierung der Fiebernden zu erreichen. Die Zeit nach dem ersten Krampf kann genutzt werden, diese allgemeine nervöse Instabilität zu beheben, die natürlicherweise mit dem 8. Lebensjahr überwunden wird.

VIII. Individuelle Besonderheiten berücksichtigen

Impfungen sind heute ein Massenprogramm mit ehrgeizigen Zielen. Von offizieller Seite (STIKO) sind nur wenige individuelle Einschränkungen („Kontraindikationen") vorgesehen wie

- angeborene Abwehrschwächen,
- hohes Fieber (über 39°),
- Akutkrankheiten,
- Schwangerschaft (nur für Lebendimpfungen)
- erworbene Abwehrschwächen z.B. von Organtransplantierten, Krebstherapierten und nur für Lebendimpfungen (Masern, Mumps, Röteln, Windpocken, Gelbfieber, Polioschluckimpfung).

Ansonsten kann laut STIKO immer geimpft werden, unabhängig von Problempatienten, ab der 9. Lebenswoche, sogar bei leichtem Fieber, bei Allergien wie Neurodermitis, Asthma, Rheuma und anderen (17). Damit wird deutlich unterstrichen, dass die STIKO keinen Zusammenhang zwischen den Impfungen und den Schäden des Abwehr- und Nervensystems sieht, und betont, dass gerade diese Patienten Impfungen bräuchten.
Das sehe ich völlig anders:

1. Behinderungen

Kinder mit Behinderungen, mit angeborenen Schäden, mit genetischen Veränderungen wie Mongolismus, haben es schwerer im Leben als gesunde Gleichaltrige mit optimalen Startbedingungen und guter Ausrüstung. Mongoloide Kinder (Down-Syndrom) neigen zu Abwehrschwächen, häufigeren Infektionen und in der Folge zu mehr Arzneikonsum. Durch die frühen Impfungen werden diese Anfälligkeiten verschärft und noch mehr Beeinträchtigungen geschaffen. Das kann man ihnen ersparen. Hier müssen die Eltern, wie in anderen Fällen auch, selbst entscheiden, ob der andere hier aufgezeigte Weg des Impfverzichts und der konsequenten

Förderung der Alternativen ihnen entspricht. Dieser Weg bringt eindeutig mehr Vorteile.

2. Vorschäden

Vorschäden durch Unfälle, durch Impfschäden und durch Komplikationen nach schweren Krankheiten benötigen unbeeinträchtigte Rekonvaleszenz unter optimierten Bedingungen. Das Impfthema als zusätzliches Handicap soll weit hinausgeschoben werden. Umso wichtiger werden die hier zuvor aufgezeigten Alternativen zu beachten sein.

Eine deutliche Impfkomplikation wie Nervenschäden, Krämpfe, Wesensveränderungen, Allergieausbrüche und gar heftige Entzündungen sollen immer Anlass sein, nie wieder eine Impfung zuzulassen. Das kann ärztlich bescheinigt werden und gegenüber Bürokraten Schutz bedeuten. Wer von Arbeitgebern, Betriebsärzten oder Ämtern zu Impfungen aufgefordert wird, kann auf die schlechten Verträglichkeiten vorausgegangener Impfungen hinweisen und direkt die hohe Verantwortung und angedrohten Schadensersatzforderungen nach jeglicher Wiederholung ansprechen. Zum eigenen Schutz können die vergangenen Erlebnisse und Folgen etwas dramatisiert werden, um in Ruhe gelassen zu werden.

3. Frühgeborene

Zu früh geborenen Kinder sind im ersten Lebensjahr in jeder Beziehung unreif und benötigen voll und ganz die Mutter - und nach Möglichkeit im Beginn nicht den Inkubator. Hier plant die moderne Medizin früh die Trennung des Kindes von der Mutter, um es mit technischem Aufwand zu stabilisieren. Nachweislich gedeihen die meisten „Frühchen“ schlechter unter den Kunstbedingungen und benötigen diese häufig gar nicht.
(Lesen Sie hierzu die ermutigenden Erfahrungen der österreichischen Kinderärztin Frau Dr. Markowich (21)). Die Folgen sind

- die Verschlechterung der Abwehr,
- die unnötigen Gefährdungen durch Krankenhauskeime (Hospitalismus),

- die künstliche Ernährung,
- der frühe Antibiotikakonsum
- die frühkindlichen Traumatisierungen und
- die Abhängigkeit der verängstigten Eltern von dem Wohlwollen der Einrichtung und ihres Personals.

Nach der Entlassung aus der Klinik sind wieder die Eltern allein zuständig und können mit Konsequenz andere Wege gehen. Mit einer guten Stillberatung kann sogar das Stillen begonnen werden, das leichtfertigerweise von so mancher Klinik vernachlässigt wird.

Frühgeborene holen im ersten Lebensjahr erstaunlich schnell auf, bleiben aber vom Beginn an verletzlicher, sind schneller instabil und mit Injektionen leichter zu schädigen als reife Neugeborene. Subtile Schäden im Nervensystem, für die Frühgeborene eher anfällig sind, werden kaum statistisch erfasst.

Frühgeborene gedeihen anschliessend besser, wenn Sie sich an alle Alternativen halten, die ich hier vorgestellt habe. Der Mut zum kompletten Impfverzicht im ersten Lebensjahr und auch später ermöglicht optimale Entwicklungschancen.

Aus homöopathischer Sicht sollen Kinder, die vor der 37. Schwangerschaftswoche auf die Welt kommen, so früh wie möglich eine Gabe Silicea C 200, 2 Globuli, bekommen. Diese Globuli können in etwas Wasser aufgelöst werden. Anschließend erhält das Kind mehrfach an einem Tag von dieser Lösung etwas in den Mund zugeführt. Es genügt wieder, wenn die Eltern den benetzten Finger einführen. Das kann und sollte wünschenswerterweise bereits auf der Intensivstation geschehen.

4. Allergien

Seit über 200 Jahren wird in Europa geimpft, in Deutschland gegen die Pocken gesetzlich vorgeschrieben durch Bismarck von 1876-1976. Sie können davon ausgehen, dass das Impfereignis in den Genen, der Erbinformation, seinen Eingang gefunden hat. Lebendviren der Impfungen (wie die Pocken-, Masern-, Röteln-, Mumps-, Windpockenviren) bauen sich immer in die Erbsubstanz ein und verweilen dort, ohne dass wir noch irgendetwas in Zukunft gegen ihr Verhalten dort tun können. Alle

Impfungen geschehen, bevor eine Schwangerschaft eintritt und können selbstverständlich auch auf den Verlauf einen ungünstigen Einfluss haben. Von Generation zu Generation nehmen nun die Allergien dramatisch zu. Heuschnupfen in epidemischem Umfang ist zuerst im 19. Jahrhundert bei der Stadtbevölkerung und zuerst Jahre nach Beginn der Pockenimpfungen 1811 in London beobachtet worden (22). Die nicht geimpfte Landbevölkerung blieb von diesem anfangs „Sommerkatharrh" genannten Leid verschont. Um 1900 waren Männer des Militärs doppelt so häufig von Heuschnupfen betroffen als die weibliche Altersgruppe. Das lag schlicht an der 3. Pockenimpfung, die den Soldaten mit Eintritt in die Armee verabreicht wurde.

Man kann diese Entwicklung als einen zunehmenden Gewöhnungsprozess an das eingebrachte „Gift" verstehen, dessen Folgen die fortschreitende Empfindlichkeitssteigerung des Abwehr- und Nervensystems sind. *Wenn in Zukunft in dieser Aggressivität weiter die Durchimpfung ganzer Nationen verfolgt wird, dann sind bald alle Nachkommen Allergiker!*

Als erblicher Allergiker zeigt sich der Säugling bereits mit dem Milchschorf auf der Kopfhaut. Dieser schuppige bis krustige Ausschlag erscheint auf dem behaarten Kopf und als Ekzem im Gesicht. Jedes zweite Kind ist heute davon befallen. Für diese Kinder gilt bereits erhöhte Empfindlichkeit für „Fremdes" allgemein. Der Impfkalender mit seinen Wiederholungen ist nach statistischen Auswertungen erstellt worden, mit dem Ziel, durch Wiederholungen möglichst allen Menschen genug Antigen zuzuführen. Allerdings reagieren nun erblich disponierte Allergiker überempfindlicher als andere Kinder. Bereits nach einer Impfung erscheinen sie genügend stimuliert und reagieren prompt, nachvollziehbar und übermäßig auf die zweite Gabe. Man ist gut beraten, Kinder mit Allergieerscheinungen nicht weiter zu impfen. *Jede weitere Impfung wird nur die Untauglichkeit der Impfabsicht demonstrieren, zugleich aber den Schaden für den Allergiker vertiefen.*

Es wäre heute also gut zu überlegen, ob man die erblich allergisch disponierten Kinder besser von Beginn an und länger von **jeder** Impfung zurückstellt. Das wird aber öffentlich durch die STIKO nicht als Zurückstellungsgrund angesehen (17). Es hätte auch zur Folge, dass mehr als die Hälfte aller nachkommenden Kinder nicht geimpft werden könnte. Der Impfplan würde sich unter diesen Rücksichtnahmen von allein erledigen. Das ist offensichtlich nicht gewollt.

Impfungen werden vehement als Grund für Allergieentstehung ausgeklammert, obgleich in jeder Weise unlogisch: Mit kaum einer Methode kann man mehr Störungen im Abwehrsystem provozieren als mit dem Spritzen - und das mit Zusätzen, die für sich bereits allergieauslösende Potenz haben.

5. Schwangerschaft

Unbestritten und klar ist die Ablehnung jeder Lebendimpfung in der Schwangerschaft, denn diese echten Ansteckungen können unangenehme Folgen für das Ungeborene haben. Viren passieren ohne Probleme die Blut-Plazenta-Schranke.

Anders sieht es die impfbefürwortende Medizin mit den Totimpfstoffen und hat keine Bedenken, beispielsweise eine Tetanus-Impfung einer Schwangeren zu verabreichen (17). Manche sehen gerade einen Sinn im Impfen von Schwangeren in der Vorstellung, man könne damit den Nestschutz des geborenen Kindes verbessern. Die Mutter solle Antikörper bilden, von denen das Stillkind profitieren könne.

Diese sonderbare Vorstellung setzt nicht nur voraus, dass die Medizin konsequent jeder Frau zum Stillen verhelfen müsste, was leider in der Vergangenheit nicht der Fall war und in der Gegenwart immer noch zu häufig versäumt wird. Es vernachlässigt diese Empfehlung die Risiken jeder Impfinjektion, die eine Abwehrbeschädigung zur Folge haben kann. Die gesamte Schwangerschaft ist in ihrem Verlauf auf ein intaktes Immunsystem angewiesen! Wir kennen bis heute weder die genaue Arbeitsweise des Abwehrsystems noch alle Details der notwendigen Immunsuppression für das erfolgreiche Austragen einer Schwangerschaft. Daher sollte jede Spritze genauestens geprüft und eher entschieden abgelehnt werden, wenn es keine zwingenden Gründe gibt.

Die lassen sich allenfalls in der Gabe der Anti-Rhesus-D Immunglobulingabe erkennen, wenn eine Schwangere mit der Blutgruppe „Rhesus negativ" (fehlende Rhesus-Eigenschaft ihrer roten Blutkörperchen) eine Blutung oder Verletzung während des Schwangerschaftsverlaufs erleidet und nur unter der Vorraussetzung, dass der Vater des Kindes die nachgewiesene Eigenschaft „Rhesus positiv" besitzt, die dann auch beim Ungeborenen vermutet werden kann. In allen anderen Fällen kann auch dieser Verzicht bis nach der Geburt diskutiert und bevorzugt werden.

Im allgemeinen Verletzungsfalle der Schwangeren halte man sich an die Empfehlungen der Wundversorgung, die hier im Abschnitt X.4. beschrieben werden, um das seltene Tetanusrisiko zu minimieren.

IX. Leben mit Teilimpfungen

1. Allgemeines

In der Praxis ist deutlich geworden, dass meistens die Mütter zuerst den Zweifel an der Verträglichkeit der Impfungen äußern und häufig erst mit dem dritten oder jedem weiteren Kind nachlässiger mit den Impfungen werden. Sie haben ihre Beobachtungen gemacht. Zunächst wurden ihnen diese als Impffolge ausgeredet. Doch allmählich verdächtigen sie richtig die krankmachende Wirkung der Impfungen entgegen den allgemeinen Beteuerungen und werden für ihre Nachlässigkeit bestätigt und belohnt. Das Zögern mit den Impfungen bei den nachkommenden Kindern führt zu unbeeinträchtigter Gesundheit.

Es ist ohnehin bezeichnend für die gesamte Impfdiskussion, dass die Behauptungen über Impfungen und ihre Vorteile von manchen Journalisten aufgestellt werden, die keinerlei klinische Erfahrung überblicken, aber sicherlich, mit einseitigem Informationsmaterial ausgestattet oder gar gut bezahlt, die Meinung der Pharmaindustrie in die Medien zu transportieren, beauftragt sind.

Die Väter finden sich eher auf der Seite der Impfbefürwortung, gehen das Thema rationaler an, zeigen sich beeinflusst von den Medien und sind durch Angstkampagnen leichter zu beunruhigen. Männer weigern sich häufig, andere Meinungen anzuhören und andere Schriften zu lesen.

Mütter handeln eher aus einem Schutzinstinkt, lassen sich weniger von rationalen Einsichten aus einseitiger Aufklärung beeindrucken. Es ist immer wieder der **soziale Druck**, dem sich Zweifelnde letztlich beugen. Dieser Druck wird an den verschiedenen ärztlichen Untersuchungsterminen ausgeübt, die zu Impfaktionen absichtlich missbraucht werden. Stellen Sie sich von vornherein darauf ein!

Die Frage stellt sich, wie die Erkrankungsrisiken für bereits Voll- und Teilgeimpfte zu beurteilen sind, wenn Impfungen nicht mehr fortgesetzt werden. Jeder kann zu Einsichten kommen und seine weitere Lebensführung hin zu mehr Nachhaltigkeit umgestalten.

Das betrifft die meisten älteren Impfkritiker und deren bereits geimpfte Kinder. Es kann **jederzeit** der Ausstieg gewählt werden. **Keine Impfung**

ist verloren, nur weil sie nicht wiederholt wird, sofern diese überhaupt Wirkung besitzt! Jede weitere Impfung steigert aber das Krankheitsrisiko. Jede Impfung, die offensichtlich nicht vertragen wurde, nach der Nervensymptome oder akute allergische Reaktionen erscheinen, mahnen zu einer Erholungs- und Bedenkzeit und schließlich zum Abbruch des Impfplans generell. Wer diese ersten Warnzeichen übersieht, muss sich bei Fortsetzungen über unheilbare chronische Erkrankungen nicht wundern.

Man sollte sich stets darüber im Klaren sein, dass der durch Impfungen zugefügte Schaden keinesfalls nur unmittelbar nach der Injektion auftritt. Vielmehr wird die Beeinträchtigung häufig erst deutlich, wenn die nächste Akutkrankheit abläuft. Dann überrascht es bisweilen, wie intensiv und schwer es der geimpfte Kranke mit der Bewältigung hat.

Das ist bei geimpften Kindern von besonderer Relevanz: Durch die häufigen und intensivierten Infekte wird vermehrt ärztliche Hilfe notwendig mit der Folge gehäufter Arzneiverordnungen. Durch die übertriebenen Antibiotikaeinsätze der konventionellen Mediziner sind Keimselektionen entstanden. Wohl als Folge dessen sind gegenwärtig in Kindergärten ständige Erkrankungen mit Staphylokokken und Streptokokken (unangenehme Eiterbakterien) zu beobachten. Aus diesen großen Bakteriengruppen sind einige hämolysierende (zu der Zerstörung von roten Blutkörperchen führende) Streptokokken für komplikationsreichere Verläufe gefürchtet. Dazu zählen die 3 Typen der Gruppe A, die den echten Scharlach mit dem Hautausschlag auslösen. Ist nun ein Kind voll- oder teilgeimpft, sind die Aussichten, mit dieser Krankheit fertig zu werden, ungünstiger als bei ungeimpften Kindern, die in der Regel nur schwach reagieren. Die Entscheidung, das Kind ohne Antibiotika zu lassen, fällt bei den ungeimpften Erkrankten leichter und muss bei den geimpften ständig neu abgewogen werden. Es gab Zeiten, in denen die Medizin hier die Antibiotika-Einnahme vorschrieb. Mit der Verbesserung der allgemeinen Lebensbedingungen hat sich diese Meinung geändert. Scharlach kann immer häufiger auch von geimpften Kindern durchgestanden werden. Aber man muss dabei stets wachsam beobachten, wie das Kind das aushält, ob es dazu fähig ist oder ob es notfalls doch besser mit Antibiotika versorgt werden sollte.

Die Zeiten haben sich bezüglich der Infektionskrankheiten günstig entwickelt, nicht wegen Impfungen, sondern wegen Friedenszeit und Wohlstand. Das hat unmittelbar Auswirkungen auf einen anderen Umgang mit den Erkrankungen der Gegenwart. Nun sind Impfungen, wie hier öfter erwähnt, nicht mehr zeitgemäß, sondern bereits Medizingeschichte. Nur die Pharmaindustrie und die von ihr gesponserten Personen und Gruppen haben das wirtschaftliche Interesse, an diesem alten Hut festzuhalten. Das gilt natürlich vorrangig für die wohlhabenden Industriegesellschaften, weil diese das Geld für das Impfgeschäft und seine Folgen aufbringen können. Gerade diese Menschen sind aber am wenigsten irgendeiner Impfung bedürftig!

Die weitere Entwicklung nach der Beendigung der Impfungen kann gesundheitsbewusster gestaltet werden. Die bereits entstandenen chronischen Probleme können in ein individuelles Behandlungskonzept aufgenommen werden, das nach einer Fallaufnahme (Anamnese) erarbeitet werden kann.

Vollständig durchgeimpfte Personen **profitieren von akuten Infekten**, die sie aus alleiniger Kraft überstehen sollen. Der Vorteil steigt mit der Fieberentwicklung. Durchgeimpfte Kleinkinder mit hoher Vitalität steigern sich in regelrechte Infektserien. Gelingt es, eine dieser Rezidive allein und ohne Unterdrückungsarzneien durchzustehen, beruhigt sich häufig danach die Lage. Der Widerstand gegen erneute Infekte ist angestiegen, Vitalität und Gesundheit nehmen allmählich zu.

Die sogenannte „gute“ Impfverträglichkeit macht mir eher Sorgen, denn das Fremde ist angekommen, und die Gegenwehr fällt gering aus oder fehlt vollständig! Die Anamnesen von überraschend schwer erkrankten Kindern und Erwachsenen zeigen häufig diese Vorgeschichte. Hier können früh zunehmende Herausforderungen mehr Widerstand fordern, im Pädagogischen wie auch im Medizinischen. Provozierende Verfahren wie die Homöopathie lösen bei Erfolg infektähnliche Krisen aus, die überwunden werden müssen. Es können auch die saisonalen grippalen Infekte genutzt werden. Aber man sollte handeln! Steigern Sie einfach die Herausforderungen, die es zu überwinden gilt - in jeder Beziehung!

Immungeschädigte Kinder wie die Allergiker können oft nicht mehr fiebern. Ohne Fieber wächst die Krebsgefahr im Verborgenen. Diese moderne Dramatik erfasst heute immer mehr Kinder. Bereits jedes 500. Kind bekommt heute in Europa Krebs, und jährlich steigt die Rate seit langem und kontinuierlich um 1% (8). Die „Rezepte“ dagegen sind recht einfach, und Sie können diese nun selber befolgen! Sie müssen es nur wollen! Vergleichen Sie hierzu die spezielle Schrift: „Konzept der Gesunderhaltung, oder wie reduziere Sie das Risiko Krebs?“ (11).

2. Die Masern-Mumps-Röteln-Windpocken-Impfung (MMRV)

Die MMRV-Impfung enthält Lebendviren, die bevorzugt in die Nervenzellen eindringen und dort unkontrollierbar Schaden anrichten können. Das können Autoimmunkrankheiten, Angriffe gegen das eigene Zellmaterial, wie auch chronisch degenerative Nervenzerstörungen wie die SSPE (subakute sklerosierende Panencephalitis) sein. Bei der letzteren Schädigung kann durch lebensfähige Viren von jedem der vier Impfviren eine schleichende und fortschreitende Zerstörung von Nervenzellen bis zum Tod in Jahren zustande kommen. Jede Impfwiederholung erhöht dieses Risiko. Lebendimpfungen sind für SSPE ein höheres und häufigeres Risiko als die SSPE-Gefahr nach den Wildviruskrankheiten (30).

Die MMRV-Injektion soll offiziell ein zweites Mal gegeben werden, weil Erkrankungen nach nur einer Impfung vorgekommen sind. Was bedeutet es, wenn auf die zweite Impfung verzichtet wird? Auch zweifach geimpfte Kinder sind an Masern erkrankt. Bei einer kleineren Epidemie im Wallis (Schweiz) waren 10% der an Masern Erkrankten zweimal geimpft. Der Schutz auch nach Impfwiederholungen ist offensichtlich schwach und ungenügend (33).

Mit einem relativen Erfolg der Impfung drohe die Verlagerung dieser Krankheiten in das Erwachsenenalter, ein typischer Nachteil der Impfungen. Dann entstehen solche Fragen wie: Genügt noch der Schutz der Mutter, wenn das Kind gestillt wird und eine dieser Krankheiten erscheint? Was früher selbstverständlich war, dass alle Mütter bis zur Schwangerschaft nach durchgestandener Wildviruskrankheit immun und in der Lage waren, ihr Kind perfekt zu schützen, ist heute nicht mehr gegeben. Im Rahmen der anhaltenden Verbesserung unserer Lebensbedingungen und in Hinblick auf die notwendigen Antworten gegen die Allergieleiden ist es wieder wünschenswert, dass diese Virusinfektionen im Kindes- und Jugendalter durchgestanden werden.

Alle Kinderkrankheiten können im Erwachsenenalter trotz oder gerade wegen Impfungen auftreten. Die Schulmedizin warnt davor, weil dann die Krankheiten als komplikationsträchtiger angesehen werden. Das ist nicht zwingend zu erwarten, aber zu befürchten, wenn der Umgang mit Krankheit generell nicht geändert wird. Durch Unterdrückungsbehandlungen kann unschwer der innere Druck gesteigert werden, der sich bei gelegentlichen Anlässen irgendwann mit einem ungünstigen und heftigen Krankheitsverlauf Bahn bricht. Das können dann unangenehme Erschwernisse bei den üblichen und gewöhnlich harmlos verlaufenden Kinderkrankheiten sein.

Der Verlauf der Kinderkrankheiten wird im Erwachsenenalter subjektiv als schwerer wahrgenommen, und sie werden weniger toleriert als im Kindesalter. Wer kann heute im Berufsleben schon wochenlang wegen Keuchhusten oder Morbus Pfeiffer ausfallen? Es muss heute der vollständig Geimpfte immer häufiger damit rechnen, dass er mit seinen Kindern erkrankt. Unter den günstigeren gesundheitlichen Bedingungen, wie hier mit den Alternativen beschrieben, die nach dem Entschluss zum Impfstopp konzentriert befolgt werden können, ist weniger zu befürchten, weder für das Kind noch für den Erwachsenen. Das zeigt die Praxis sehr deutlich. *Auch Erwachsene können Kinderkrankheiten durchstehen, wenn die Logik der konventionellen Medizin nicht fortgesetzt wird.*

Bei der Lebendimpfung ist nicht ausgeschlossen, dass andere Personen durch einen engeren Kontakt mit Geimpften eine Übertragung des Impfvirus erfahren und die Impfkrankheit entwickeln können. Das kann in Epidemien ausufern.

3. Gelbfieber

Schwangere und Kinder unter 10 Jahren dürfen keine (Lebend-) **Gelbfieber-Impfung** bekommen! Nach Möglichkeit sollen die Tropen als Urlaubsziel im Kleinkindalter gemieden werden. In fremden Kulturräumen müssen Bedrohungen vielfältiger Art beachtet werden. Aber ungeimpfte und gestillte Kinder werden ohnehin besser mit neuen fremden Bedingungen zurechtkommen als geimpfte. Denn die Impfungen nützen ihnen nichts für Durchfallerkrankungen, bei Malaria, bei Denguefieber oder gegen Parasiten. Dengue-Fieber ist eine Virusinfektion und trifft die Schwangeren am schwersten! Dengue-Fieber ist mittlerweile häufiger als die Malaria und soll dem Kleinkind noch nicht zugemutet werden.

4. Diphtherie - Tetanus

Teilgeimpfte mit einer Dreifach-Grundimmunisierung von Diphtherie-Tetanus-Keuchhusten können bezüglich Diphtherie und Tetanus auch 10 Jahre nach ihrer letzten Impfung, wie offiziell im Impfkalender gefordert, auf Wiederholungen verzichten. Es ist sehr fraglich, ob Sie überhaupt mit einem „Schutz" rechnen können. Die durchgemachte Krankheit kann keinen Schutz hinterlassen, jederzeit sind Zweiterkrankungen möglich. Warum soll die Impfung leisten, was die Krankheit nicht erreichen kann? Bei Diphtherie und Tetanus spielen Toxine eine Rolle, gegen die der Organismus keine Antikörper entwickelt. Allenfalls spezifisches Antitoxin wie bei den Schlangengiften kann neutralisieren. Impfungen sind hier offensichtlich wertlos und von Anfang an verzichtbar. Wer das erst später erfährt, kann jederzeit die Wiederholungen ablehnen und sich besser mit den Alternativen beschäftigen, wie hier nachfolgend beschrieben.
Diphtherie ist keine Angelegenheit, gegen die hier und heute und in weiterer Zukunft irgendetwas Besonderes unternommen werden muss, am wenigsten eine Impfung. Die Corynebakteriae diphtheriae, die Erreger der Hals- und Wunddiphtherie, sind mit Antibiotika behandelbar. Ernste Komplikationen sind bei guter allgemeiner Ernährungs- und Abwehrlage unwahrscheinlich. Für diese günstigsten Bedingungen kann frühzeitig und vorausschauend viel getan werden.
Worauf alternativ zu der Vermeidung einer Tetanuserkrankung geachtet werden soll, wird unter X 4. hier beschrieben.

Fazit: Wer geimpft worden ist, kann mit neuen Erkenntnissen und neuer Strategie auf jede weitere Impfung sofort verzichten. Mit jeder weiteren Impfung steigt nur das Risiko von Impfschäden und Allergisierungen.

X. Der Impfverzicht im einzelnen

1. Allgemeines

Zunächst betone ich ein weiteres Mal, dass eine frühzeitige Entscheidung bereits in der Schwangerschaft über das Vorgehen mit oder ohne Impfungen nach der Geburt getroffen werden soll. Ich rate dringend und aus Erfahrung, dass werdende Eltern bereits mit Beginn der Schwangerschaft ihre Haltung zu der Impffrage klären. Um die Geburt herum und danach überwiegen die Emotionen und die Befangenheit - erschwerte Bedingungen für solche Entscheidungen! Eltern sind dann sehr leicht beeinflussbar, schnell in Angst und kooperationsbereit. Wer mag schon in der Säuglingszeit Konflikte und Dispute? Dann wird schnell nachgegeben und so gehandelt, wie sich die anderen Eltern in der Babygruppe und in der Nachbarschaft mehrheitlich entscheiden. Irgendwie wird das schon richtig sein, denken sich dann viele. Nach den Vorstellungen der STIKO sollen sich Eltern dem Druck fügen, der systematisch in Richtung Impfsteigerung verstärkt wird. Es bedarf heute einer großen Standfestigkeit, in Bezug auf Impfungen abwartend zu handeln! So erklärt sich der Inhalt der Aussage: *Die Abwehr des Kindes beginnt im Geist der Eltern!*

2. Die Tuberkulose-Impfung (BCG)

Seit 1998 ist diese Impfung nicht mehr öffentlich empfohlen. Obgleich sich schon seit längerem abzeichnete, dass diese Impfung nicht schützt, sondern schadet - was durch den großen Feldversuch in Madras/Indien 1972 bewiesen wurde (2) und die WHO 1975 zu einer Empfehlung veranlasste, weltweit diese Impfung zu beenden -, entschloss sich erst 1998 die STIKO in Deutschland zur Rücknahme dieser Impfempfehlung (weiteres in (1)). *Nach wie vor ist diese Infektionskrankheit die häufigste chronische weltweit. Es ist die Krankheit der Armut, der Unterernährten und der Immunschwachen, die durch AIDS, durch Krebs oder anderweitig in den Zusammenbruch ihrer Abwehr gelangt sind.* Die besser situierten Menschen brauchen diese Impfung nicht für den Fall, das diese wiederkommen könnte. Was hier für die Tuberkulose in Deutschland und vergleichbaren

Ländern gilt, dass nämlich eine Tbc-Impfung allein durch die günstigen Bedingungen des Wohlstands und der damit verbesserten Immunlage als überflüssig und unnötig anerkannt ist und nur noch gefährdend sei, gilt im Grunde für alle anderen Impfungen ebenso! Dass an anderen Orten dieser Welt das Problem Tuberkulose die himmelschreiende Not der verarmten und unterversorgten Menschen charakterisiert, gar die ungleiche Güterverteilung unter Menschen auf der Erde repräsentiert, interessiert in Europa nur wenige und kann bei uns keinesfalls als Argument pro Impfung taugen. Das schließt in besonderer Weise den Impfverzicht für Keuchhusten und für die Masern ein, da diese Krankheiten eine Nähe zur Tuberkulose haben.

Früher, bis 1998, erhielt jedes Neugeborene den Impfstoff mit lebenden Tuberkelbazillen eine Woche nach der Geburt in die Haut über der Hüfte gespritzt, um auf einen Kontakt mit dieser Krankheit vorbereitet zu sein. Für die Tuberkulose gibt die stillende Mutter **keinen** Nestschutz. Gegen die Tbc-Krankheit ist ein zellgebundenes, nicht übertragbares Abwehrsystem (T-Immunsystem, von der Thymusdrüse geprägt) zuständig. Sollte das Kind in den ersten drei Lebensmonaten in Kontakt mit dieser Krankheit kommen, ist es durch sein noch unreifes Abwehrsystem sehr gefährdet, in die unangenehmste Komplikation, die Miterkrankung des Gehirns, zu geraten. Mit der frühen Impfung versprach man sich diesen „Schutz" bereits nach sechs Lebenswochen. Das hat aber nicht funktioniert. Nach dem 3. Lebensmonat wird es auch ohne Impfung schon besser und weniger heftig auf den Krankheitskontakt reagieren, weil es allmählich immunaktiver wird. Eine enge Anbindung des Kindes an die Mutter und eine gute Ernährung stellen hier den besten und natürlichen Schutz dar.

Für europäische Verhältnisse ist diese Krankheit zur Zeit keine Bedrohung. Zukünftige Impfabsichten auch mit denkbaren Neuentwicklungen können hier entschieden abgewiesen werden.

3. Keuchhusten

Für diese Erkrankung kann die Muttermilch ebenfalls keinen („Nest"-) Schutz bieten, weil keine mobilen Abwehrkörper (humorale Antikörper der B-Lymphocyten, die milchgängig sind), sondern ausschließlich zellgebundene (zellulare Abwehr der T-Lymphocyten) zuständig sind (wie bei der Tuberkulose).

Daher muss der Säugling vor Keuchhusten geschützt werden. Nach dem 1. Lebensjahr ist diese Krankheit den gut entwickelten und möglichst ungeimpften Kindern zuzumuten, auch wenn die Frustrationstoleranz der Erkrankten durch den langen Krankheitsverlauf sehr geprüft wird.

Der Keuchhusten ist eine bakterielle Krankheit mit einer kurzen Inkubationszeit von 5-7 Tagen. In der ersten Krankheitswoche sind unspezifische, grippeähnliche Beschwerden charakteristisch. Hier könnte ein Antibiotikum den weiteren Verlauf unterbrechen und vorzeitig beenden. Danach bewirken Reaktionen des Abwehrsystems zusammen mit dem Erreger Schäden an den Schleimhäuten der Atemwege (Bronchien). Es entsteht die typische und langanhaltende Hustensymptomatik. Der Reiz geht von diesen beschädigten Orten aus, die nicht abgehustet werden können. Der Husten wird frustran und quälend. Dagegen gibt es keine wirksame schulmedizinische Therapie mehr.

Die Ansteckung erfolgt durch Tröpfcheninfektion. In der frühen grippeähnlichen Phase der Erkrankung denkt man in der Regel noch nicht an Keuchhusten, aber es liegt bereits Ansteckungs- und Verbreitungsgefahr vor. Keuchhustende Kinder sind bis zu drei Wochen ansteckend. Nach der Anwendung von Antibiotika besteht keine Übertragungsgefahr mehr. Die Ansteckung erfolgt bis zu einem maximal fünf Meter weiten Radius, weil keiner weiter spucken kann. Der Säugling kann in der Öffentlichkeit am Körper der Mutter getragen werden und mit einem Tuch über dem Kopf oder über dem Kinderwagen eine genügende Schutzbarriere erhalten. Die enge Bindung von Mutter und Kind kann das besonders gefährdete erste halbe Lebensjahr auch in dieser Hinsicht krankheitsfrei halten. Die Mutter informiert sich am besten vorab über fragliche Keuchhustenerkrankungen, wenn sich Besuch ankündigt oder sie auswärts mit ihrem Säugling in Gruppen verkehrt.

Schwieriger einzuschätzen ist die Ansteckungsgefahr durch die Geschwisterkinder, zumal die erste Krankheitswoche so untypisch im Beschwerdebild ist und bereits Ansteckungsgefahr birgt. In den meisten Fällen ist die epidemische Verbreitung von Keuchhusten in Kindergärten oder Schulen vorab bekannt, und Maßnahmen zum Schutz Gefährdeter sind möglich. Dann können räumliche Trennungen der Mutter mit ihrem Kind über den Gefahrenzeitraum von bis zu vier Wochen notwendig sein. Da Kleinkinder grundsätzlich Keuchhusten durchmachen können und sollen (und danach praktisch lebenslang immun sind), stehe ich nicht auf dem Standpunkt, zum Schutz des Säuglings frühzeitig und großzügig die Geschwister mit Antibiotika zu behandeln. Reinfektionen nach Absetzen des Antibiotikums sind ohne weiteres möglich. Wenn räumliche Trennungen des Säuglings von Ansteckenden nicht möglich sind, können Maßnahmen der Trennung bzw. des Abstandhaltens innerhalb der Wohngemeinschaft organisiert werden. Das lässt sich mit einem Säugling, der sich noch nicht fortbewegen kann und lange Schlafzeiten hat, einfach gestalten.

Beginnt ein unter einem halben Jahr alter Säugling bei bekanntem Keuchhustenkontakt mit katarrhalischen und fiebrigen Symptomen und dann zu husten, was ohnehin für gestillte und ungeimpfte Kinder im ersten Lebenshalbjahr ungewöhnlich ist, rate ich zur frühzeitigen antibiotischen Behandlung (Erythromycin 14 Tage), unbedingt aber in den ersten drei Lebensmonaten. Gut entwickelte Säuglinge im Alter zwischen sechs und 12 Monaten können bereits ohne Antibiotika betreut werden. Geimpfte Säuglinge sind ebenfalls im ersten Halbjahr erkrankungsgefährdet. Keuchhusten kommt trotz Impfungen zu häufig vor. Es gibt darüber hinaus keuchhustenähnliche Erkrankungen durch Viren und andere Bakterien, für die Keuchhustengeimpfte anfälliger sind. Das kann die Übersicht der Lage erheblich komplizieren.

Ein ungünstiger Effekt der Massenimpfung gegen Keuchhusten zeigt sich in dem vermehrten Erkranken von Erwachsenen, die unwissend zur Ansteckungsquelle ihres Säuglings werden können. Geimpfte Personen müssen folglich ein Leben lang mit dem verspäteten Auftreten der Krankheit rechnen, gegen die geimpft wurde. Das lässt sich auch nicht durch noch mehr Impfwiederholungen verhindern, sondern ist eine prinzipielle Schwäche aller Impfungen.

Seitdem die routinemäßige Tuberkuloseimpfung in der ersten Lebenswoche nicht mehr vorgenommen wird, seit 1998 in Deutschland, schwächt sich der Keuchhusten generell ab und wird zumutbarer. Ausnahme bleibt das erste Lebenshalbjahr, um das sich die Mutter, aufmerksam die Umgebung beobachtend, im Interesse ihres Kindes – ob geimpft oder nicht geimpft - kümmern muss. Danach haben gut genährte und weiterhin nicht geimpfte Kinder immer weniger Probleme mit dieser Krankheit.

Ab der zweiten Keuchhusten-Krankheitswoche kann die Schulmedizin nichts mehr einsetzen. Sinnlos und schädlich sind von Beginn an Hustenmittel, Schleimlöser oder Hustendämpfer. Mit solchen Arzneien verlängert man nur den Verlauf, der von durchschnittlich 6 Wochen bis zu 12 Wochen andauern kann. Spezifische Keuchhusten-Immunglobuline sind unwirksam und schädlich.

Unterstützung erhält das Kind bei intensivem Krankheitsverlauf, wenn Sie es

- in Höhenluft (besonders erleichternd)
- in den Kuh- oder Schweinestall (nitrogene Luft) oder
- in Höhlenluft (z.B. Berkwerkstollen) bringen.

Es stehen diverse homöopathische Arzneien zur Verfügung, die seit über 200 Jahren bekannt und hilfreich sind und die auch weiterhin vorteilhaft genutzt werden können. Da Ähnlichkeitsbeziehungen die entscheidende Rolle spielen, können diese Arzneien auch bei anderem, ähnlichen Husten unabhängig vom Krankheitserreger, zum erfolgreichen Einsatz kommen.

Stellen Sie sich von vornherein darauf ein, dass der Keuchhusten normal 6 Wochen dauern wird. Das Ziel der Begleitung wird sein, die Vitalität des Kindes trotz Husten zu erhalten. Damit werden Komplikationen unwahrscheinlich, und die Immunisierung bleibt ein Leben lang wirksam.

DROSERA ROTUNDIFOLIA (Dros) C 30:

Drosera ist das Spezifikum, das eindeutig häufigste angezeigte Mittel. Drosera wird in der C 30-Potenz einmal bei fraglichem Kontakt und ein weiteres Mal bei deutlicher Symptomentwicklung verabreicht und eine Woche nicht wiederholt. Es kann auch neben einer Antibiotikabehandlung gegeben werden.

Die Symptome von **Drosera** decken die meisten Keuchhustenfälle: Trockene Hustenanfälle steigern sich bis zum Brechwürgen mit Vorbringen der Zunge. Anschließend wird vernehmlich laut, angestrengt und geräuschvoll tief eingeatmet. Das Gesicht ist im Anfall intensiv rot, die

Augen sind zum Teil blutunterlaufen von der Heftigkeit der Anfälle. Das Maximum der Anfälle liegt in der Nacht.

Der Kehlkopf ist entzündlich gereizt. Es kann Heiserkeit vorliegen. Auch Nasenbluten kann typischerweise auftreten. Das Kind spielt nach den eindrucksvoll heftigen Anfällen weiter, als ob nichts gewesen sei. Die Anfälle sind schlimmer in der Ruhe, hauptsächlich nachts, besonders nach Mitternacht, im Liegen und in der Zimmerwärme.

Besserungen treten tagsüber, bei leichter Bewegung in kühler frischer Luft und beim Aufenthalt im Freien ein.

COCCUS CACTI (Coc-c) C 30:
Die meisten Fälle sind von Drosera abgedeckt. Der Rest benötigt häufig **Coccus cacti**. Das Kriterium für diese Anwendung ist die Zunahme eines auffallend reichlichen zähen Schleims. Im Anfall würgen diese Kranken diesen Schleim aus, der dann in langen Fäden wie Spaghetti aus dem Mund hängt. Wir nennen diesen Verlauf daher bildhaft den „Spaghettihusten" und setzen bei gleichen Modalitäten wie Drosera besser **Coccus cacti** (die Kokillenlaus) in C 30 ein.

MEPHITES PUTORIUS (Meph) C 30:
Meph ist die Arznei der Verschlimmerung trotz Drosera. Der Husten bleibt trocken, und das Gesicht verfärbt sich zum Bläulichen ein (zyanotisch, sauerstoffärmer). Die Anfälle verschlimmern sich durch geringe Aufregungen und sobald das Kind liegt. Es ist von Anfällen bis zum Aufstehen am Morgen gequält. Die Arznei wird in der C 30-Potenz nur einen Tag dreimal oder als D 12 über 3 Tage gegeben.

CUPRUM METALLICUM (Cupr) C 30:
Kupfer in der C 30-Potenz ist die Notarznei, wenn die Verkrampfung des Hustens und des Erbrechens intensiver werden, bis am Anfallgipfel die Atmung kurz ausbleibt (Apnoeanfälle). Das Kind zeigt sich bedrohlich blaublass. Das Würgen geht in häufiges Erbrechen über. Damit schreiten der Mangel an Nahrungsaufnahme und die Schwächung fort. Diese Krisen sind glücklicherweise selten und erst ab der 2. bis 3. Krankheitswoche zu erwarten.

Weitere Empfehlungen können Sie in meinem Kinderbuch nachlesen (10). Dann sollten andere erfahrene Therapeuten hinzugezogen werden.

Keuchhusten ist mit einer Rate von unter 1% mit gravierenden Komplikationen (wie Lungenentzündung, Apnoeanfällen, Krämpfen, Gehirnerkrankungen) eine Bedrohung für Kinder in den ersten drei Monaten, eine schwere Belastung zwischen drei und sechs Monaten, eine intensive Erkrankung zwischen sechs und 12 Monaten, aber zumutbar und weniger problematisch nach dem 1. Lebensjahr. Es ist in jedem Falle eine drei bis 12 Wochen andauernde Belastungszeit für die ganze Familie durch Schlafstörungen und notwendige Zuwendungen. Danach sollen Urlaub oder Erholungskuren (im Gebirge) angeschlossen werden.

4. Tetanus

Dieses Thema muss in der Praxis am häufigsten diskutiert werden. Trotz vieler Widersprüche ist diese Impfung wie ein Standard etabliert. Mediziner verlangen das Impfen gegen Tetanus unkritisch und wie selbstverständlich. Kategorisch wird diese Impfung in Zusammenhang mit Verletzungen eingefordert und mit Kommentaren begleitet, als ob es sonst kein Überleben gäbe! Vielen Ärzten ist es unvorstellbar, dass Betroffene hier den Impfverzicht vorziehen. Entsprechend barsch ist der Ton anschließend in den chirurgischen Ambulanzen.
Vor den Impfprogrammen (1948) waren in den USA 601 Fälle (= < 0,0002%) und 1995 mit der Massendurchimpfung 64 Fälle (= < 0,00006%) aufgetreten. Der Tetanus ist folglich ein extrem seltenes Gefahrenrisiko! Wir sollten also die Kirche mal wieder im Dorf lassen!

Tetanusbakterien sind überall im Schmutz zu finden und früh den Säuglingen, die alles in den Mund stecken, abwehrmäßig bekannt. Ohne weiteres besiedeln diese Erreger Wunden, ohne Probleme zu bereiten. In tiefen Wundtaschen können nach 3 bis 20 Tage

- unter Sauerstoffausschluss (anaerobe Bedingungen!),
- bei schlechter Durchblutung,
- durch Absinken des Gewebe-pH-Wertes (z.B. durch Entzündungen),
- bei Abwehrschwäche und
- unter Schockbedingungen

Gifte (Toxine) gebildet werden, die die Krankheit Tetanus hervorbringen. Es ist unklar, ob dieses Gift von den Tetanusbakterien oder vom Wundgewebe abgesondert wird.

Neben einer örtlich begrenzten Form des Tetanus kann auch der ganze Mensch erkranken. Dabei verkrampfen alle Willkürmuskeln zunächst anfallartig und dann dauerhaft, bis bei generalisierter Verkrampfung der Brustkorb unbeweglich wird. Dann ist das Atmen bei vollem Bewusstsein nicht mehr möglich. Ein Viertel bis ein Drittel dieser schweren Tetanusfälle enden tödlich.

Allgemeine Beobachtungen und Erfahrungen in der Dritten Welt zeigen, dass natürlich abwehrschwache Neugeborene durch den Nabeltetanus bedroht sind, wenn bei unhygienischer Nabelpflege Schmutz und bakterielle Kontaminationen (Verunreinigung) in den Nabelstumpf gelangen. Das ist die einzige bei Kindern bedeutende Form von Tetanus. Durch einen streng hygienischen Umgang mit dem Neugeborenennabel hört das Risiko bei Kindern nach 2 Lebenswochen praktisch auf! Restrisiken können durch eine intensivierte Nabelversorgung und –pflege zuverlässig ausgeschlossen werden. Statistiken der wenigen Fälle von Tetanus in Industriestaaten zeigen Erkrankungen fast ausschließlich im höheren Alter, was sich im wesentlichen mit der Verschlechterung der Durchblutung und mit einem nachlässigeren Umgang mit der Wunde erklären lässt. In Deutschland (25) werden bei einer Gesamtbevölkerung von um die 80 Millionen Einwohner seit Jahren im jährlichen Durchschnitt maximal 20 Fälle gemeldet, die alle über 50 Jahre alt sind.

Ohnehin ist im ersten Lebensjahr die Verletzungsgefahr gering, sodass Eltern sehr gut dieses erste bedeutsame Jahr des dramatischen kindlichen Wachstums und der Gehirnreifung auch in dieser Angelegenheit unbesorgt ungeimpft lassen können. Dann gewinnen sie Zeit, um das weitere Vorgehen zu überlegen, und erkennen dann oft genug den erschreckenden Kontrast zu dem gleichaltrigen, konventionell durchgeimpften Nachbar- oder Krabbelgruppenkind. Diese Erfahrung ist heute wichtig, da es den Eltern von den Ärzten ausgeredet wird, dass Impfungen schaden und ihnen das gehäufte Kranksein als „Normalität“ verkauft wird. Sie können sich ein realeres und überzeugenderes Bild und Urteil selbst erlauben, wenn sie ihr eigenes Kind so unbeschadet und krankheitsfrei beobachten. Auf alle Impfungen können die Eltern im ersten Lebensjahr verzichten, aber am schwersten tun sie sich – unberechtigterweise - mit der Tetanusimpfung.

Alternativ können Sie aber eine Menge aktiv unternehmen, das so seltene Tetanusrestrisiko durch eine optimale Versorgung der Wunde und des ganzen verletzten Patienten praktisch auszuschließen.

Oberflächliche Riss-, Schnitt-, Quetsch- oder Schürfwunden werden mit einer (0,9-1%iger) physiologischen Kochsalzlösung und Calendulaessenzzusätzen gesäubert, trocken und gut belüftet versorgt. Das kann mit sauber gewaschenen Textilien erfolgen. Es kann unser Leitungswasser verwendet werden, denn auf die Keimfreiheit wird streng geachtet.

Auf die Schnelle: Auf 1 Tasse lauwarmes Wasser wird eine Prise Salz (1%ige Lösung) und ein „Schuss“ (Teelöffel voll) einer Calendulaessenz gegeben. Übliche Desinfektionslösungen sollen **nicht** angewendet werden, da derartige Radikalmaßnahmen erfahrungsgemäß mehr dem Wundmilieu schaden als nützen. Zerklüftete und verschmutzte Wunden mit Taschenbildungen sowie Bisswunden können mit der gleichen Calendula-Kochsalz-Wassermischung ergänzt durch einen Spritzer Geschirrspülmittel gereinigt werden. Die wenige Seifenzugabe setzt die Oberflächenspannung des Wassers herab, sodass eine bessere Verteilung der Spüllösung in der Wunde gewährleistet ist.

Blutende Wunden lässt man sich selber reinigen, indem man sie ausbluten lässt, soweit der Verlust an Blut sich in Grenzen hält.

Eine größere oder tiefere Wunde muss chirurgisch versorgt werden. Üblich sind dann die Wundrandsäuberungen, Spülungen (nach Möglichkeit mit schwachen Konzentrationen der Desinfektionslösung), die Wundnaht innerhalb der ersten 8 Stunden und saubere Verbände.

Der wichtigste Teil der Verletztenversorgung kommt anschließend:

Unbedingt ist für die Ruhigstellung der Wunde Sorge zu tragen. Häufig werden bereits in der Ambulanz Wunden der Extremitäten mit Schienen versorgt. Wenn das nicht geschieht, muss der Verunfallte je nach Größe der Wunde 1-3 Tage Ruhe einhalten. *Verletzte Extremitäten müssen darüber hinaus über die Herzebene gelagert werden.* Also ein Arm bei Handverletzungen wird am besten mit einem Dreieckstuch zur Schulter hochgelagert und konsequent in Ruhe gelassen. Nach einem rostigen Nagel im Fuß beispielsweise muss der Patient 1-3 Tage liegen und das Bein so hoch lagern, dass die Wunde über das Herz in Ruhestellung kommt. Am besten beginnt die Ruhigstellung sofort nach der Verletzung und Wundversorgung.

Geschieht das nicht, kommt es zu Stauungen, Druckschmerz in der Wunde und schließlich zu einer Entzündung mit ungünstigen Folgen. Dabei sinkt der Wund-pH, was das Tetanusrisiko erhöhen kann. Man muss individuell entscheiden, wie lange diese Ruhezeit dauern soll. In jedem Fall ist die Benutzung der verwundeten Extremität zu unterlassen. Die häufigsten Fehler werden hier durch Vernachlässigung gemacht. Gerade bei und nach der Verletzung wird geringfügigen offenen Wunden zu wenig Aufmerksamkeit geschenkt und solange weitergearbeitet, bis sich die Wunde entzündet, schmerzt, aufplatzt, die Wundumgebung dick anschwillt und schließlich die Lymphbahnentzündung, der rote Streifen, als drohende Blutvergiftung zum Stamm hinziehend erscheint. Dann gibt es richtig große Probleme, die nicht nur dem ganzen Verletzungsgeschehen viel mehr Rekonvaleszenzzeit abfordern, sondern häufig auch den Einsatz von Antibiotika nach sich ziehen. Dass hierbei wieder das Tetanusrisiko steigt, ist als ärgerliches Zusatzrisiko zu sehen. Das lässt sich alles wirkungsvoll von Beginn an anders gestalten.

Nach alter und bewährter Erfahrung von 200 Jahren Homöopathie können Sie zusätzlich bei Bedarf, das heißt, wenn es der Umfang der Verletzung erfordert, homöopathische Einzelarzneien einsetzen. Der Sinn liegt in der Verhinderung der Entzündung gemeinsam mit der oben erwähnten Strategie. Das Tetanusrisiko wird erheblich reduziert. Die Symptombilder weniger Einzelmittel zeigen eine ausgesprochen enge Ähnlichkeit zu verschiedenen Verletzungsarten. Das vereinfacht die Verordnungen erheblich und kann daher leicht von Laien genutzt werden. Daher gehören in Ihre Hausapotheke die nachfolgenden Arzneien:

ACONITUM NAPELLUS (Acon) C 30:
Zu Beginn jedes Unfalls beeindrucken die Plötzlichkeit und der Schock, der sofort Aconit C30 erfordert. Die frühe Harmonisierung der traumatisierten Lebenskraft hilft, den Gesamtverlauf sogleich energetisch günstig zu beeinflussen. Mit dem Aufkommen der Wundschmerzen nach Minuten folgt das verletzungsspezifische homöopathische Arzneimittel.

ARNIKA MONTANA (Arn) C 30:
für stumpfe Verletzungen mit Quetschung, Geweberissen und Blutungen, für Stürze, Überanstrengungsverletzungen und Operationsfolgen. Arnika ist das wichtigste und häufigste Homöopathikum für das Prellungs- und Quetschungs-Trauma.

HYPERICUM PERFORATUM (Hyper) C 30:
für Schürfungen, Quetschungen und Zerreißungen von Nervengewebe wie an den Fingerkuppen, der Wirbelsäule in ihren verschiedenen Abschnitten und am Kopf. Der akute, verletzungsbedingte Bluterguss ist häufig eine Anzeige für Arnika. Wenn der Schmerz weiterhin anhält und Wesensveränderungen des Verunfallten hinzukommen, geben wir **Hypericum** nachfolgend. Bei bedrohlicher Verlaufsentwicklung wechseln wir auf C 200-Potenzen. Dann wird ärztliche Unterstützung notwendig!

Kritischer im Hinblick auf die absolute Rarität eines Tetanus sind die Stich-, Biss- und Fremdkörperverletzungen.

Tierbisse, Stichverletzungen, Fremdkörper

Bei **Tierbissen** werden stets Speichel mit Fremdeiweiß und Schmutz in tiefe Wundtaschen eingebracht. Das hat fast immer Entzündungsreaktionen zur Folge. Diese Wunden sollen zunächst freibluten und bei ungenügender Selbstreinigung mit der Spülmittelzusatz/Calendula/Salzlösung ausgiebig gespült werden. Alle anderen oben bereits beschriebenen Maßnahmen für die Beruhigung der Wunde sind hier besonders wichtig.
Stichverletzungen wie von rostigen Nägeln, Mistgabeln oder anderen Instrumenten können sich schwer selbst reinigen. Diese verborgenen tiefen Wunden können und müssen auch nicht gespült werden. Hier erhöhen sich die Tetanusrisiken abhängig von dem Verschmutzungsgrad des Instrumentes, von der Intensität der Verletzung, von den Begleitumständen wie Schockgeschehen oder weitere Wunden und von der anschließenden Behandlung. Wegen der überragenden Bedeutung gerade dieser äußerst unangenehmen Wunden fasse ich nochmals die erforderlichen Schritte der Versorgung zusammen:

- sofortige Arbeits-, Aktivitätsbeendigung (ein „Muss"!).
- Freilegung der Wunde (soweit möglich),

- Fremdkörper sorgfältig entfernen,
- intensive Wundbehandlung, Wundreinigung mit
- ausbluten lassen,
- spülen (Wasser/Kochsalz 1%/Seifenzusatz/Calendula),
- saubere Wundverbände anlegen, die häufig gewechselt werden,
- die Wunde trocken halten, vor Nässe schützen,
- die **Ruhigstellung des Verunfallten** und
- die Lagerung der verletzten Stelle 24-48 Stunden **über dem Herzniveau**.
- das passende Homöopathikum

Nur so lassen sich gefährliche Stauungen, Entzündungen und sonstige unerwünschte Reaktionen im Wundbereich vermeiden. Impfungen stören hier nur.

LEDUM PALLUSTRE (Led) C 30:
der Sumpfporst, wird zum wichtigsten Homöopathikum dieser unangenehmen, von häufigen Entzündungen bedrohten Wunden: Nach Tierbissen, selbst nach Zeckenbissen, nach groben Pfählungsverletzungen, nach Verletzungen mit dem rostigen Nagel oder vergleichbaren Wunden geben wir an einem Tag dreimal die C 30, am 2. Tag 2x und am 3. Tag 1x die gleiche Potenz.

Nach 24 Stunden entscheiden individuell das Aussehen der Wunde, Begleitschwellungen, die Beschwerden und der Gesamtzustand das weitere Vorgehen. Stehen trotz aller Bemühungen entzündliche Erscheinungen im Vordergrund, verfärbt sich die Wunde blaurot, so sollte auf die höhere Potenz **Led C 200** gewechselt werden: Eine einmalige Gabe und eine Gabe aufgelöst, in etwas Wasser „verkleppert" (siehe Hausapotheke am Ende des Buches) und über einen Tag verteilt verabreichen.

Werden die Beschwerden wie Schmerzen an der Stichstelle trotz **Ledum** zum führenden Problem, kann auf **Hyper C 30** gewechselt werden. Weitere Arzneigaben sind meistens nicht nötig.

Hyper ist dem **Led** zu Beginn vorzuziehen, wenn das Verletzungsinstrument scharf und spitz war. **Led** könnte folgen, wenn trotzdem Entzündungen auftreten.

In der Wunde zurückgebliebene Fremdkörper müssen bald nach der Verletzung entfernt werden. Dazu wird mit spitzen Instrumenten wie Nadel, Pinzette oder Schere der Stichkanal gespalten und der Fremdkörper freigelegt, sodass dieser gefasst und beseitigt werden kann. Anderenfalls drohen anhaltende Eiterungen und Beschwerden. Man gewöhne sich an, jede Wunde ernst zu nehmen und die Regeln wie oben zu befolgen.

CALENDULA (Calend) C 30:
die Ringelblume, eignet sich als Folgearznei nach Arnika für die sternförmigen verschmutzten und nicht nähbaren Platzwunden, die Kinder häufig an den Knien oder Ellbogen erleiden. Diese sind gut spülbar, aber heilen nur langsam. Mit Beachtung der Versorgungsregeln ist kaum ein Tetanusrisiko gegeben.

Verbrennungen, Verbrühungen
Bei diesen Wunden ist allein durch die Hitzeeinwirkung jedes bakterielle Leben am Ort des Geschehens beschädigt. Die Probleme in Hinblick auf das Tetanusrisiko ergeben sich aus den nachfolgenden Verunreinigungen und sind besonders bedrohlich für die offenen drittgradigen Verbrennungen, welche schlechter durchblutete Wunden sind und leicht durch unüberlegte Erst- und Nachbehandlungen entzündlich und eitrig werden können. Das erhöht die Notwendigkeit einer umsichtigen Wundversorgung!

Ich halte nichts von der heute üblichen und mit Nachdruck geforderten sofortigen Wasserkühlung der Verbrennungswunde. Mit der Kälteanwendung wird eine Gefäßverengung erreicht, in dessen Folge die Nervenversorgung reduziert wird: Der Patient spürt kaum Schmerz. Schließlich folgt man hier der etwas naiven Vorstellung, dass man Hitze mit Kälte abschwächen müsse.

Die Reduzierung der Durchblutung ist unklug: Die Abwehr vor Ort in Form der Blutzellen wird behindert. Der Kälteschock fördert daher in ärgerlicher Weise die regelmäßig nachfolgende Infektion, dessen Bekämpfung zum anschließenden Hauptproblem wird. Homöopathen haben im letzten Weltkrieg gute Erfahrung mit einer anderen Vorgehensweise gemacht, die ich Ihnen hiermit empfehle:

Der Schmerz lässt sich rasch mit dem geeigneten Homöopathikum beruhigen. Am häufigsten hilft das Akutmittel **Cantharis** in C 30-Potenz.

Die Verbrennungswunde soll sofort mit einem sauberen, gewaschenen Lappen (Taschentuch, noch besser sind natürlich sterile Kompressen) abgedeckt und mit einer hochprozentigen zimmerwarmen Alkohollösung begossen werden. Diese nassen **Alkoholumschläge** (über 50% Alkoholgehalt, notfalls der Schnaps oder Whisky aus der Hausbar oder reine Calendulaessenz) sollen abhängig von der Schwere der Verbrennung 12 bis maximal 24 Stunden belassen und ständig feucht gehalten werden. Man wiederholt also das Begießen und bewahrt die Umschläge mit einem zweiten Wickel vor zu rascher Verdunstung! Alkohol wirkt antibakteriell. Der günstige Effekt ist die Reinhaltung der Wunde. Spätestens nach 24 Stunden wird der Lappen entfernt, die Wunde über Tage bei Bettruhe offen gelassen und der Luft ausgesetzt, damit sich ein trockener Schorf bilden kann. Kindern wird man einen sterilen und die Beweglichkeit einschränkenden, üppigen Schutzverband anlegen müssen, da anders keine Reinhaltung möglich ist. Das Problem könnte dann im Wechsel des Verbandes liegen. Nässende, krustende Stellen fixieren die Kompressen. Das Abziehen und Entfernen kann sehr schmerzhaft werden. In schweren Fällen wird es in der Klinik unter Narkose vorgenommen. Das Ziel ist, Trockenheit und Reinheit der Wunde zu erreichen. Zu häufig misslingt das mit der reinen anfänglichen Kaltwasserbehandlung.

Nässende Verbrennungswunden werden in der Folgezeit weiter nass (Wasser, 1% Kochsalz, Calendulazusätze) behandelt, um Sekrete und Krusten zu lösen. Die Wunde soll immer wieder gut belüftet, geföhnt und sauber verbunden werden.

Gefürchtet sind die Narbenbildungen nach Verbrennungen, die die Neigung zum Zusammenziehen und Verdicken der Haut (Keloide) haben.

Die Wundheilung und Narbenbildung sind auffällig günstiger nach dem beschriebenen Vorgehen.

Noch eine wichtige Anmerkung: Bitte bringen **Sie keine Salben** in die Verbrennungswunde. Das ist erst zulässig, wenn die Haut sich wieder komplett geschlossen hat.

Verbrennung I. Grades:
Rötung der Haut, Schwellung, Sonnenbrand.
Hier genügen Essigwasserumschläge.

URTIKA URENS (Urt-u) C 30:
ist die Brennnessel. Diese Arznei ist angezeigt, wenn fleckförmige Erscheinungen sichtbar sind, wie Sie diese vom Kontakt mit den Brennnesseln in der Natur kennen. Kühle und Ruhe bessern.

APIS MELLIFICA (Apis) C 30:
die Honigbiene; angezeigt, wenn große Flächen zusammenfließen und anschwellen, wie es Ihnen vom Bienenstich in Ähnlichkeit bekannt ist. Ödematöse Schwellungen, rosafarbene Haut, brennende Schmerzen, die durch Kühle und Ruhigstellung gelindert werden.

Verbrennung II. Grades:
mit Blasenbildung. Sofort Alkoholumschläge und Cantharis oral. Die Blasen bleiben 7 Tage aus Gründen der Hygiene unangetastet. Danach hat sich darunter eine zweite Schutzschicht gebildet, sodass man am 8. Tag die Blasen aufschneiden und entfernen kann. Vorsicht danach mit der Gefahr der Verunreinigung: Noch 2 Tage luftig und sauber verbinden, schützen und ruhigstellen wie eine frische Wunde.

CANTHARIS (Canth) C 30:
die Spanische Fliege; das wichtigste Akutmittel bei Verbrennung höheren Grades. Mehrfach und schmerzabhängig werden die Gaben wiederholt. Der Schmerz ist unerträglich brennend, größere Blasen wölben sich vor. Die geringste Berührung verschlechtert. Nach der C 30 können C 200-Gaben folgen, wenn der Schmerzverlauf es erfordert.

Verbrennung III. Grades:
mit offener zerstörter Haut bis zu Verkohlungen.

Wichtig sind die sofortigen und länger anhaltenden Alkoholumschläge und akuten Cantharis-Gaben. Bei weniger Erfolg der Schmerzberuhigung erfolgt der Wechsel auf:

KRESOTUM (Kreos) C 30:
der Buchenholzteer; angezeigt, wenn die Verbrennungswunde sehr blutig aussieht. Aus vielen kleinen Gefäßen strömt und pulsiert Blut. Der Schmerz hält weiter scharf an, brennt weiter wie Feuer.

CAUSTICUM HAHNEMANNII (Caust) C 30:
Hahnemanns Ätzkalk, ist für alle anderen, nicht dem Kreosotum ähnlichen Fälle das bessere akute Mittel bei Verbrennungen 3.Grades. Schließlich ist Causticum das häufigste Folgemittel von Cantharis, um das Zusammenziehen der Wunde mit ungünstiger Narbenbildung zu verhindern.

Je nach Schwere der Wunde kann nach der C 30 die C 200-Potenz nachfolgen.

Man denke bei den Verbrennungen an die 7%-Regel:

Wenn mehr als diese 7 % Hautfläche drittgradig, also offen, verbrannt ist, drohen Nierenschäden durch innere Verbrennungsprodukte, sodass Klinikbehandlung notwendig wird. Trotzdem sollte zu Hause mit den Alkoholumschlägen begonnen werden. In der Klinik kann versucht werden, diese Umschläge fortzusetzen. Dann denke man weiter an

ARSENICUM ALBUM C 30:
Arsenoxid, 7 Tage täglich verabreicht, hilft, diese Gefahren zu überstehen. Man wird sich anschließend dem Vorgehen der Klinik schwer verschließen können. Eine Tetanusimpfung ist trotzdem nicht notwendig und kann abgelehnt werden. (Verweisen Sie auf einen ausreichenden Schutz.)

Bei allen Fragen des Tetanus ist die Passivimpfung genauso unsinnig wie die im Akutfall überhaupt nicht angezeigte Aktivimpfung. Die Krankheit Tetanus hinterlässt keinen Immunschutz, die Impfung kann das auch nicht leisten. Es ist immer noch ungeklärt, woher das krankmachende Toxin kommt. Es könnte sich auch um ein vom Körper in vernachlässigten Wunden selbst gebildetes biogenes Amin handeln. Ich verweise zum Nachlesen auf das Buch „Die Impfentscheidung" und den Absatz über Tetanus (1). Wir brauchen diese Impfung nicht. Sie stört geradezu den Verlauf. Die Wunden müssen aber in jedem Fall ernst genommen werden!

5. Diphtherie

Die Diphtherie ist eine bakterielle Erkrankung, die sich vorwiegend als eine Halsentzündung mit Schwellung und typischen dicken weißgrauen Belägen zeigt. Der Kranke gibt einen süßlich fauligen Mundgeruch ab und klagt über die intensiven Schwellungen. Hier können Antibiotika, frühzeitig eingesetzt, helfen.

Durch das seltene Auftreten in Europa ist das Risiko hoch, dass die Krankheit nicht sogleich erkannt wird. Andererseits ist die Wohlstandslage der Grund, dass wir diese Krankheit vorerst nicht mehr zu erwarten und zu fürchten brauchen.

Gefahren drohen bei schlechten Abwehrbedingungen, wie diese zu den Kriegs- und Nachkriegszeiten und vergleichbaren Notzeiten passen. Dann, so waren die Erfahrungen, können diese schweren Halsentzündungen auftreten. Durch die entzündliche Miteinbeziehung des Kehlkopfes und die dabei drohende Erstickungsgefahr, die in manchen Fällen nur durch einen Notfalleingriff (Tracheotomie) abgewendet werden kann, nannte man damals die Krankheit: „Würgeengel der Kinder".

Ein weiterer Ausdruck ungünstiger Abwehrbedingungen ist der Befall dieser Bakterien von Viren, die Bakteriophagen heißen. Diese sorgen dann für die gefürchtete Giftentwicklung, die Freisetzung von Diphtherietoxinen. Dadurch kompliziert sich die Krankheit folgenreich und schwer, indem Muskeln und Herz angegriffen werden, sodass Lebensgefahr durch Herzentzündung mit nachfolgender Herzmuskelerschöpfung droht.

Die Impfung richtet sich alleine gegen das Toxin und nicht gegen das Bakterium, kann die Hals- und Kehlkopfentzündung ebenso wenig verhindern wie die Ansteckung anderer Personen! Wiederum wie beim Tetanus muss erkannt werden, dass der Organismus keine Immunreaktionen gegen ein Toxin entwickelt. Daher ist auch diese Impfung fragwürdig. Allenfalls eine Notfallbehandlung mit einem Antitoxin macht Sinn, oder man gibt rechtzeitig Antibiotika. Der Nachteil der Antitoxine war lange, dass diese von Tieren gewonnen wurden. Diese Verabreichung ist bei der heute dramatisch zunehmenden Allergisierung sehr riskant. Anaphylaktische Reaktionen auf das Antitoxin, das sind Allergiekrisen mit Kreislaufzusammenbruch, können dann gefährlicher werden als die Krankheit selbst.

Diphtheriebakterien können sich wie Tetanusbakterien in Wunden ansiedeln, auf andere Personen übertragen werden und anschließend zu einer Halsdiphtherie führen. Das gilt es zu bedenken, wenn Ungeimpfte Kontakte mit Personen bekommen, die mit offenen Wunden aus Diphtheriegebieten, vorwiegend Länder mit Mangel und Armut, einreisen. Diese Überträger können natürlich auch geimpfte Personen sein!

Es gibt in Europa seit der Nachkriegszeit keine Diphtherie-Epidemien mehr, ebenso in allen wohlhabenden Industriestaaten. Hält man sich im Reiseverhalten an diese Länder, wird keine Diphtheriediskussion notwendig sein. Es müssen umsichtig die Ausbreitungstendenzen der Diphtherie verfolgt werden, um das Reiseverhalten zu überdenken und Hygienemaßnahmen zu intensivieren. Ärzte haben heute wenig bis keine Erfahrung mehr in der Beurteilung und Behandlung dieser Krankheit. Warum auch? Sie ist bei uns unbedeutend geworden. Impfungen gegen die Diphtherie, wie sie heute angeboten werden, sind ohne Sinn.

Erwachsene, die eine Grundimmunisierung in ihrer Kindheit erhalten haben, können sich nicht sicher fühlen, weder mit noch ohne Impfwiederholungen. Sollte irgendwann eine Diphtheriewelle in das Land kommen, werden Maßnahmen zur Isolierung und Eingrenzung der Kranken erfolgen und bei Erkrankungsbeginn großzügig Antibiotika gegeben werden.

Gut genährte und abwehrstarke Kinder und Erwachsene brauchen die Diphtherie nicht fürchten. Die Aufarbeitung von Einzelfällen in den letzten 20 Jahren in Deutschland zeigt, dass im Erkrankungsfall größere Risiken von unüberlegten Maßnahmen medizinischer Einrichtungen ausgehen, die aus der mangelnden Erfahrung im Umgang mit der Diphtherie herrühren.

Homöopathische Hilfestellungen bei Diphtherie sind möglich und aussichtsreich. Es existiert eine umfangreiche Literatur über die Erfahrungen von Homöopathen seit 200 Jahren. Die Behandlung im Verdachts- oder Bedarfsfall braucht aber eine fachkundige Begleitung.

6. Verzicht auf Lebendimpfungen (Masern, Mumps, Röteln, Windpocken, Polio, Gelbfieber)

6.1. Allgemeines

Es handelt sich bei diesen sechs Krankheiten um Virusinfekte, gegen die vermehrungsfähige Krankheitserreger eingespritzt werden - eine echte künstliche Ansteckung! Viren dringen in Zellkerne, bauen sich in die Erbsubstanz ein und entziehen sich der weiteren Kontrolle. Alle diese 6 Lebendviren zeigen eine Affinität für die Nervenzellen, sie bevorzugen unser Gehirn.

Für die Impfungen sind die Viren durch einen häufigen Wechsel der Zuchtnährböden abgeschwächt worden, aber noch vermehrungsfähig und dadurch weiterhin krankmachend (virulent). Keiner kann das Verhalten dieser in unsere Gene eingebauten Viren in der Zukunft beeinflussen! Schicksalshaft sind wir auf ihr Wohlverhalten angewiesen. Das ändert sich oft genug ins Negative. *Das Verhalten dieser Viren, das Verweilen, das phasenweise Vermehren und chronische Stören der Viren in Zellen ist im Lichte von üblichen Lebensprozessen zu sehen. Es ist anzunehmen, dass Interaktionen mit anderen Viren, mit Zellgiften, mit Röntgenstrahlen, mit Immunschwächen oder -schäden im Potenzierungseffekt stattfinden. Diese Komplexität ist unüberschaubar, aber real.*

Der Anteil von Impfviren an Autoimmunkrankheiten wie Multiple Sklerose, Lupus erythematodes, Colitis ulzerosa oder Morbus Krohn (geschwürige Darmerkrankungen), um nur einige häufige zu nennen, und am Krebsgeschehen ist unbestimmt, aber plausibel vorhanden. Niemand kann hier etwas beweisen. Das erlaubt uns nicht, kategorisch den Anteil abzulehnen. Eine offene Situation, die nur geklärt werden kann, wenn Studien über lange Zeit Geimpfte mit völlig Ungeimpften vergleichen. Das ist stets verweigert worden, aber dringender denn je notwendig!

Daher nehme man diese Warnungen sehr ernst. Spätere Erkenntnisse nützen wenig, da stets chronische Verläufe ohne Umkehrbarkeit eingeleitet werden im Gegensatz zu den Wildviruskrankheiten, die fast immer akut auftreten, vollständig überwunden werden und mit lebenslanger Immunität abschließen. Dass es auch wenige unheilvolle Verläufe von chronischen Zerstörungen des Nervensystems durch Wildviren, chemische Substanzen oder andere Einflüsse gibt, verschärft nur die Tatsache, dass Impfungen allgemein diesen Störungen geradezu Vorschub leisten und sie offensichtlich auch häufiger nach sich ziehen.

Immunstarke Personen entwickeln am wenigsten die befürchteten Komplikationen und können von vielen überwindbaren Viruskrankheiten gar profitieren. Die Begleitung beinhaltet den vernünftigen Umgang mit Fieber (siehe dort), das strikte Vermeiden von Unterdrückung und die allgemeinen Hilfestellungen. Es liegen Erfahrungen von Generationen in der Behandlung von Masern, Mumps, Röteln und Windpocken vor, damit der gute Ausgang erreicht wird. Die Schulmedizin kann im Erkrankungsfalle nichts tun, außer mit Unterdrückungen gefährden oder durch Infusionen stärken. Das Heil liege allein in den Impfungen. Kooperationen mit der Homöopathie werden unsinnigerweise abgelehnt.

Die Gelbfieberimpfung wird bei Fernreisen in die Tropengegenden gefordert (siehe dort). Das verlangen die Behörden für die Einreise. *Daher muss diese Reise an sich in Frage gestellt werden!*

Unsere Zukunft wird bedroht von völlig unbekannten, neuen und gefährlichen Viren, die der Mensch durch sein Vordringen in die tropischen Regenwälder aufnimmt und verbreitet. Dann wird die Frage nach der individuellen Abwehrkraft für jeden Einzelnen wieder sehr bedeutend. Durch Impfungen und Antibiotika vorgeschädigte Menschen werden erfahrungsgemäß eher Nachteile erleiden. Auf einen Behandlungserfolg gegen Bakterien durch Antibiotika darf man sich nicht so viele Vorteile einbilden, denn danach kommen beschleunigt die Virusprobleme. Nicht, dass uns da jemand böse zusetzen will, letztlich sind wir selber daran Schuld.

Details für die Behandlung dieser typischen Kinderkrankheiten und die erfolgreiche homöopathische Unterstützung entnehmen Sie bitte meinem Kinderbuch (10). Im Vordergrund steht der Umgang mit dem begleitenden Fieber.

Alternativen zur MMRV-Impfung

- Richtiger Umgang mit Fieber
- Keine Fieberunterdrückung
- Elternbetreuung
- Psychische Unterstützung
- Ausschlagsentwicklung unterstützen
- Entwicklung von innen nach außen fördern
- Schonzeiten am Ende der Krankheit
- Homöopathische Anwendungen

Tabelle 18: Alternativen zu der MMRV-Impfung

6.2. Röteln

Röteln soll als Ersterkrankung keinesfalls in der Schwangerschaft vorkommen. Die Miterkrankung des Ungeborenen (Rötelnembryopathie) kann im ersten und zweiten Schwangerschaftsdrittel (Gefahr besteht bis zur 17. Schwangerschaftswoche) schwer und folgenreich sein. Das ist nicht hinnehmbar - und deshalb der einzige Grund für diese Impfung!

Rötelnembryopathie

- Gefährlich in den ersten 17 SS-Wochen
- Fruchttod, Abort, CRS (congenitale rubella syndrom)
- Schäden: Gregg-Syndrom
  (Norman Gregg, USA, 1941 Erstbeschreibung)
  - an Organen: Herz, Auge, Ohr, Gehirn
- Virusausscheidung des Kindes nach der Geburt: 2 Jahre

Tabelle 19: Die Rötelnerkrankung des Ungeborenen, das Gregg-Syndrom oder auch kongenitales Rubella-Syndrom (CRS)

Es kann das jugendliche Mädchen vor Beginn seiner Sexualität einen Röteln-Antikörper-Status im Blut bestimmen lassen (Röteln IgG, IgM). Oft genug ist das Ergebnis überraschend positiv und Hinweis für unwissentlich durchgemachten Rötelnkontakt. Dann ist eine Impfung überflüssig und gar ärgerlich! Fällt der Test negativ aus, ist die Lage unklar, und es muss abgewogen werden: Mädchen im Wachstumsschub (10. bis 14. Lebensjahr) sollen wegen erhöhter Unverträglichkeitsgefahr in Wachstumsphasen vorerst noch nicht geimpft werden.

Weiter gilt es zu bedenken, dass das Rötelnvirus der Impfung ein zwar abgeschwächtes, aber dennoch lebendes Virus ist, das sich in Zellkerne einbaut, vermehrungsfähig bleibt und möglicherweise Erbschäden bei anschließenden Schwangerschaften auslösen kann. Diese Viren können mitverantwortlich werden für Mutationen (krankhafte Veränderungen der Erbsubstanz), für spätere Fehlgeburten und für Missbildungen bei Kindern. Einzelfälle in der Praxisbeobachtung haben diesen Verdacht genährt!

Frauen, die ohne Rötelnschutz in eine Schwangerschaft gehen, sollen in Selbstverantwortung wachsam sein bezüglich Übertragungsgefahren aus ihrer Umgebung. Erhöhte Risiken ergeben sich aus Kontakten mit Kindern wie in Kindergärten, Schulen und nicht zuletzt durch eigene ungeimpfte Kinder. Zum Glück sind Röteln nicht sehr ansteckend und ohne direkten Körperkontakt mit Kranken eher unwahrscheinlich. Paradoxerweise kann eine Frau im heutigen Europa möglicherweise von den Zielen der Impfbefürworter und den Rötelnimpfprogrammen profitieren und seltener in die Gefahr des Wildviruskontaktes gelangen, weil Röteln seltener vorkommen. Umgekehrt nahm man ihr die Chance, in der frühen Kindheit die verlässliche Immunität auf natürlichem Wege zu erlangen! Vor Einführung der Impfung waren 90% der Mädchen natürlich geschützt. Es hätte genügt, bei den verbleibenden 10% über eine Indikationsimpfung nachzudenken. Weiter wäre es hier von größtem Interesse herauszufinden, unter welchen Bedingungen die harmlosen Röteln die Frühschwangeren so schwer schädigen. Dann könnte man Konsequenzen ziehen, um das Risiko für den Embryo zu reduzieren.

Nicht gegen Röteln geimpfte Frauen können in ihrer Schwangerschaft zur Überwachung regelmäßige Blutuntersuchungen zum Ausschluss von Neuinfektionen (Röteln Ig-M positiv heißt: Akute Erkrankung) veranlassen. Bei unerwarteter und nachgewiesener Ansteckung soll sofort ein Passivschutz (Rötelnhyperimmunglobulin) verabreicht werden. Diese Maßnahme braucht wegen der geringen Ansteckungsgefahr nicht vorsorglich geplant werden.

Im deutschen Mutterschaftsgesetz ist vorgesehen, dass man Schwangere ohne positiven Rötelntiter aus Arbeitsbereichen, in denen mit Ansteckung gerechnet werden könne, für die gesamte Risikozeit herausnimmt. Das geschieht mit der ärztlichen Verschreibung eines Arbeitsverbotes. Bei Rötelnsorge wären das 17 Schwangerschaftswochen real und rechnerisch (vom 1.Tag der letzten Regel berechnete Schwangerschaft) 19 Wochen.

Gefahren für das Ungeborene durch „TORCH“:

- T – Toxoplasmose
- O – other Virus (Wip, Masern, Mumps, Ringelröten)
- R – Röteln
- C – Cytomegalie
- H – Herpes

- auch durch Vitamin A Entzug → Fehlbildungen (nur bei Tieren untersucht)

Tabelle 20: andere Gefahren durch Krankheiten für den Embryo.

Mit einer Rötelnimpfung oder einem nachgewiesen positiven Rötelntiter darf sich eine Schwangere nicht geschützt fühlen. Das Kürzel „TORCH“ (in Tabelle 20) hebt hervor, dass es für einen Embryo viele bekannte Stör- und Schadensfaktoren durch Erkrankungen gibt, und es sind, außer Toxoplasmose, alles Virusinfekte.
An der Stelle von Röteln sind heute die Ringelröteln mit dem Parvovirus - nicht verwandt mit dem Rötelnvirus - für manche Missbildungen und Fehlgeburten verantwortlich. Auch diese Krankheit erscheint bevorzugt im Kindergarten und wird dort am häufigsten übertragen. Neben der Wachsamkeit zur Vermeidung eines Kontaktes mit Erkrankten werden eine gute Gesundheit und eine ausgeglichene, bedarfsorientierte, vollwertige Ernährung wichtig. Dann kann die Schwangere sorgloser sein. Bezüglich der Ernährung sind für die Gefahr durch Röteln Schäden bei Ungeborenen im Zusammenhang mit einem Vitamin A-Mangel gefunden worden, wie er nur durch eine sehr einseitige oder durch eine Mangelernährung vorkommen kann. Das ist mit etwas Selbstverantwortung bei uns derzeitig kaum zu befürchten.

6.3. Windpocken

Vergleichbare Gefahren können für den Windpockenerstkontakt während einer Schwangerschaft gelten. Das Risiko von Fruchtschäden besteht, ist aber seltener als bei Röteln und Ringelröteln. Impfungen brauchen nicht und dürften schon gar nicht in der Schwangerschaft vorgenommen werden (keine Lebendvirusimpfungen in der Schwangerschaft!). Eine besondere Gefahrenlage für das Kind besteht, wenn sich die Schwangere in den letzten Wochen vor der Geburt an Windpocken ansteckt, und sie steigt, je näher dieser Erstkontakt zum Geburtstermin liegt. Windpocken haben eine lange Inkubationszeit (vom Erstkontakt bis zum Krankheitsausbruch) von drei Wochen. Das Kind könnte geboren werden, bevor die Mutter wirksame Antikörper gebildet hat. Bricht die Erkrankung bei der Mutter nach der Geburt aus, ist der Nestschutz für das Kind zu schwach. Dieses Kind ist bedroht, an schweren Neugeborenenwindpocken zu erkranken. Auch hier kann Windpockenpassivschutz (Hyperimmunglobulin) gegeben werden, sobald die Diagnose sicher ist (Windpocken-IgM positiv).
Die Gefahr ist vorbei bzw. erheblich geringer, wenn der Erstkontakt nach der Geburt erfolgt. Dann profitiert das Kind über die Muttermilch vom ausreichenden Nestschutz. Unter diesen Umständen verläuft die Erkrankung beim Kind abgeschwächt. Es sei denn, das Kind ist inzwischen anderweitig geimpft und damit gehandicapt.

Anders und ungünstiger zu beurteilen ist die Gefahr der Windpockenerkrankung für ungestillte Kinder in den ersten Lebensmonaten. Die Impfung ist ohnehin erst im 2. Lebensjahr vorgesehen. Ein Argument mehr, im ersten Lebensjahr überhaupt nicht zu impfen!

7. Poliomyelitis

Die Kinderlähmung hat in der Nachkriegszeit in vielen Familien Spuren hinterlassen. Die Bilder der schwer Geschädigten beeindrucken, werden heute noch zur Steigerung der Impfmotivation missbraucht.

Zunächst überrascht es, dass nach dem 2. Weltkrieg bevorzugt die Industrie- und beginnenden Wohlstandsstaaten eher mit diesen schweren Fällen zu tun bekamen als arme Länder. Sollten doch allgemeine Verbesserungen der Lebensbedingungen eher zu milderen Krankheitsverläufen Anlass geben. Dann fiel auf, dass Europa nach Beendigung der Pockenimpfpflicht wie von allein poliofrei wurde. Weiter wird es eine Rolle gespielt haben, dass Wohlstandsländer das Verbot von DDT, dem antiparasitären Spritzmittel, einführten. Der kombinierte und potenzierte Effekt dieser beiden Fremdeinflüsse hat wohl die Hauptschuld an Gehirnschäden getragen, wie sie im Ausdruck der Polio sich abspielten (31).

Das Polio-Virus ist ein Darmvirus (Enteroviren) und führt in 99 von 100 Fällen allein zu Darmerkrankungen mit Durchfällen. Eine gute Abwehrlage löst dieses Problem an der wirksamsten Immunbarriere, der Darmschleimhaut. Einer von 100 an Polio Erkrankten entwickelt Nervensymptome. Es ist nicht nur meine Praxiserfahrung, dass nach menschlichem Ermessen die Niedrig-Risiko-Kinder und -Personen nicht zu denen gehören, die bei Krankheiten die schwersten Komplikationen - und das sind hier wiederum die des Nervensystems - bekommen. Es gilt, konsequent und vorsorglich für die intakte Abwehr zu sorgen, das Darmmilieu zu schützen, Antibiotika zu verhindern, allgemein die Ernährungsqualität zu berücksichtigen und umsichtig den Konsum von chlorierten Kohlenwasserstoffen, Pestiziden und Insektiziden zu minimieren. Antibiotika sind gegen schädliche wie auch gegen nützliche Bakterien wirksam und als Wegbereiter für das ungünstigere Vordringen von Viren zu bedenken und zu vermeiden.

Die Polio der Nachkriegszeit wird immer wieder im Zusammenhang gesehen mit einer gestörten Ernährung der wieder zu Wohlstand kommenden Gesellschaft: zu fett, zu eiweißreich und zu zuckerhaltig. Das kann heute anders gestaltet werden. Eine zuckerarme Ernährung soll das Entgleisungsrisiko reduzieren helfen.

Poliowildviruskontakte sind in den Tropen und den Äquatorialregionen zu bedenken, wenn Reisen geplant werden. Man bereite sich allgemein auf die Möglichkeit von Durchfallerkrankungen vor, denn nichts anderes geht zunächst von diesen Viren aus.

Die Polio-Schluckimpfung (OPV) geschah mit Lebendviren, die bevorzugt in das Nervensystem eindringen. Ansteckungen der Umgebung über Schmierkontakte (Stuhl) sind möglich und können gesunden Ungeimpften zugemutet werden. Da sogar Epidemien von den Impfviren ausgingen, wurde auf den Totimpfstoff umgestellt. Die Polio-Injektionsimpfung (IPV) wird mit abgetöteten Viren vorgenommen, um immunschwache Personen nicht mit einer Impfpolio zu gefährden. IPV ist ein Bestandteil der heutigen Mehrfachimpfungen.

Wer die Hintergründe der Polioverbreitung kennt, wird sich schützen können und auf diese Impfung leicht verzichten. In Europa gibt es keine Fälle mehr.

8. Hepatitis B

Diese Viruserkrankung wird in hoher Ansteckbarkeit nahezu ausschließlich über Blutkontakt verbreitet und am zuverlässigsten von Blut zu Blut, von Wunde zu Wunde. Gefährdet sind Neugeborene, die sich während der Geburt bei ihrer an chronischer Hepatitis B erkrankten Mutter anstecken können. Das geschieht in einer Rate von 50% über den Geburtsweg. Bei diesen so früh angesteckten Kindern ist der Krankheitsverlauf ungewöhnlich schwer. Ein Drittel der Kinder verstirbt vor dem 20. Lebensjahr. Daher sollen Neugeborene von einer nachgewiesen ansteckungsfähigen (HBs Ag-positiven, Hepatitis-Virus-Oberflächen-Antigen nachgewiesen) Mutter nach der Geburt und spätestens innerhalb der ersten sieben Tage simultan passiv und aktiv gegen Hepatitis-B geimpft werden. Die aktive Impfung wird im 2. und 7. Monat wiederholt. Glücklicherweise betrifft dieses Vorgehen nur ganz wenige Kinder. Das nennt man eine **Indikationsimpfung**, das gezielte Impfen allein der Gefährdeten. Alle anderen Kinder brauchen diese Impfung nicht!

Hepatitis B

Viruserkrankung, Verbreitung im 20. Jahrhundert, nur beim Menschen	
Häufigkeit:	5 % der Weltbevölkerung 30 % Afrika 0,05 % in D
Inkubation:	40 – 160 Tage
Verlauf:	abhängig von Abwehrkraft, 50 % ohne Gelbsucht 96 % Ausheilung, lebenslange Immunität 5-10 % chronische Verläufe (Risiko: Leberzirrhose, 20 % Leber-Krebs)
Ansteckung:	Blut, Sexualität, Wunden (äußerst selten: Speichel)
Quellen:	Medizin/ Hygienemangel, Drogen-Injektionen, Prostitution, Homosexualität, Tätowierung, Ohrlochstechen, Akupunktur, Neugeborenes (über die ansteckende Mutter)

Tabelle 21: Hepatitis B

In die Schwangerschaftsvorsorge ist daher routinemäßig die frühe Suche nach dieser Ansteckungsgefahr eingeplant. Nach der 32. Schwangerschaftswoche wird in Deutschland ein Bluttest auf Hepatitis B durchgeführt und im Mutterpass vermerkt (HBs Ag, Oberflächenantigen des Hepatitis B-Virus negativ heißt: Nicht ansteckend, positiv ist ansteckend!). Schließlich profitieren auch die Hebammen und die Geburtsmediziner von dieser Vorinformation für sich selbst, damit auch diese Personen ihr Risiko auf diese Arbeitsgefahr reduzieren und auf Impfungen verzichten können.

Hepatitis B-Ansteckungen drohen bei Verletzungen der Haut **und** Fremdblutkontakt. Andere Eintrittspforten können die Augenschleimhäute und besonders für die Frau die Vagina sein, durch ungeschützten Geschlechtsverkehr mit einem infizierten und ansteckungsfähigen Mann. Das erklärt sich über Mikroverletzungen, die in der Hitzigkeit der Sexualität entstehen können. Hepatitis B ist damit zu einer „Geschlechtskrankheit" geworden, die durch den Schutz mit Präservativen verhindert werden kann.

Da es noch eine ganze Reihe andere über Blut und Wunden übertragbare Krankheiten gibt, darf sich heute niemand allein wegen des vermeintlichen Impfschutzes in Sicherheit wiegen. Vor der Aufnahme von sexuellen Kontakten bereits im Jugendalter sollten sich heutzutage die Sexualpartner testen lassen auf AIDS, Hepatitis B- und Hepatitis C-Infektionen, und an die regelmäßige Verwendung von Präservativen zum Schutz denken. Dann ist die Impfung weiter verzichtbar!

Die Hepatitis B-Impfung hat das höchste Schadenspotenzial heutiger Impfungen. Die meisten Schadensmeldungen betreffen diese Injektion. Der Verzicht auf die Hepatitis B-Impfung erscheint vorrangig notwendig, um langfristig gesund zu bleiben. Nach der Geburt bis zum Beginn gelebter Sexualität und dann mit viel Selbstverantwortung weiterhin sollte das kein Problem werden.

Das Ansteckungsrisiko einer Hepatitis B über intakte Haut und Schleimhäute ist vernachlässigbar. Die Risiken für ungeimpfte Kinder, im Kindergarten und in der Schule durch den Kontakt mit den seltenen unerkannten Kranken eine Ansteckung zu erfahren, sind so gering, dass es keiner besonderen Verhaltensregeln bedarf und keinen besonderen Grund zu impfen gibt. Das wird den Eltern gern anders erzählt, damit sie nicht versäumen, auch diese Impfung vorzunehmen.

In medizinischen Berufen wird die Hepatitis B-Impfung routinemäßig gefordert. Bei Verweigerung kann sogar die Anstellung in Gefahr kommen. Hier will sich der Arbeitgeber rechtlich absichern. Ein Interesse für Ihre persönlichen Schäden durch die Impfung und Ihre Folgeerkrankungen danach gibt es nicht, das ist dann Ihr persönliches Problem. Und wenn noch so offensichtlich Ihr Anschlusskranksein mit dem Impftermin korreliert, man wird es nicht zulassen, Ihnen einen Impfschaden zu bestätigen. Ich kenne solche Fälle, in denen es für die Geschädigten zu einem Spießrutenlauf gekommen ist. Wenige Patienten haben dann die Kraft, die Ausdauer oder das Geld, gegen diese Front der Verweigerung der Schadensanerkennung längere Zeit anzugehen. Erstaunlicherweise erweisen sich hier manche Mediziner nicht als Vertraute und Unterstützer der Betroffenen, im Zweifel sich für Ihr Leiden einsetzen. Die Geschädigten erschrecken eher vor der Feindseligkeit, das nicht sein kann, was nicht sein soll.

Dabei ist effektiver Selbstschutz im medizinischen Bereich möglich. Man muss achtsam sein, mit wem hier engerer Kontakt stattfindet und auf die Bluttests achten. Im Grenzfall einer Verletzung zum Beispiel beim Blutabnehmen an einem infizierten Patienten können neben der Prüfung auf Ansteckungsfähigkeit des Patienten eine passive Immunisierung (Anti-Hep B-Antikörper, -Immunglobulin) sofort als Notmaßnahme vorgenommen werden. Solche Zwischenfälle müssen dann der Berufsgenossenschaft vorsorglich gemeldet werden. Dabei hat man ihre individuellen Gründe, dass Sie sich vorher nicht aktiv haben impfen lassen, zu respektieren. Schadensansprüche sollen davon unberührt bleiben.

Die Hepatitis B-Impfung ist als Indikationsimpfung gerechtfertigt bei Personen, die auf Übertragungen von Blut und Blutersatzprodukten (z.B. Dialysepatienten) angewiesen sind. Erhöhte Risiken bestehen weiter für Drogenabhängige, für Prostituierte und für Strafgefangene. Chirurgen und alle medizinischen Berufsgruppen müssen grundsätzlich **Vorsicht im Umgang mit Fremdblut pflegen**, da sie auch durch Hepatitis C und weitere Hepatitiden gefährdet sind, für die es **keine Prophylaxe** außer der individuellen Vorsicht gibt. Da nützt keine Hepatitis B-Impfung, sondern schadet eher.

Der individuell verschiedene Krankheitsverlauf einer Hepatitis B von Ausheilung (bei bis zu 95%!) bis Dauerschäden (1% - 5%) zeigt, wie wesentlich die persönlichen Voraussetzungen für die jeweiligen Verläufe sind. Ich behaupte auf Grund von Beobachtungen, dass Hepatitis B geimpfte Personen durch die Impfung stigmatisiert und für weitere Hepatitis-Varianten anfälliger werden. Ich halte die Hepatitis B-Impfung für eine besonders risikoreiche Impfung. Das mag daran liegen, dass mit Einführung der Impfung viele Erwachsene zuerst betroffen waren und deutlicher Unverträglichkeitsreaktionen zu beobachten waren als bei Säuglingen und Kleinkindern, für die die Hepatitis B-Komponente im Mehrfachimpfstoff „versteckt" wird.

Ich überblicke Einzelfälle von Frauen, bei denen es durch die (oft berufsbedingte) Hepatitis B-Impfung (und auch durch D/T-Impfungen bzw. „Auffrischungen") in Zeiten von **Hormonanwendungen** (zur Verhütung oder zur Behandlung von Wechseljahresbeschwerden) zum Krebsausbruch kam. Die eine Hand muss „wissen", was die andere bewirkt, denn Körperreaktionen sind immer ganzheitlich synergistisch und potenziert!

Alternativen zur Hepatitis B-Impfung

- **Risikobereiche** beachten:
  - Medizin, 3. Welt,
  - Prostitution, Homosexualität,
  - Hygienemangel bei Ohrlochstechen,Tätowierungen, Akupunktur, Kanülen,
- Vorsicht im Umgang mit Fremdblut
- Vorsicht bei offenen Wunden
- Abklärung bei Schadensverdacht
- Akutmaßnahmen

Tabelle 22: alternatives Vorgehen bezüglich Hepatitis B-Gefahr

9. Humanes Papilloma Virus (HPV)

Das Verständnis der allgemeinen biologischen Bedeutung von Erregern wie Pilzen, Bakterien und Viren und eine differenzierte Sicht der Vor- und Nachteile des einen gegenüber dem anderen Keim wird schulmedizinisch als belanglos behandelt. Einfach darauf Losgehen mit den jeweiligen radikalen Wirkstoffen ist die Devise. Viren haben eine Sonderstellung, da sie nicht allein existieren können, stets Wirtszellen benötigen und mit Kunstmitteln nicht beseitigbar sind. Wir müssen also wohl oder übel mit ihnen leben. Stehen die Viren nicht in Verbindung mit Krankheiten, so erregen sie auch kaum unsere Aufmerksamkeit. Das ändert sich, wenn si, wie die „modernen" Herpes- und HPViren, Krankes hervorrufen. Auf dem Boden von Abwehrschwächen in verschiedenen Lebensphasen zeigen sich Haut- und Schleimhautveränderungen. Die Abwehrschwäche kann nach Impfungen jeder Art und nach Antibiotika erstmalig und dann wiederholt zu einem Ausdruck eines durch diese Viren Stigmatisiert-Seins werden. HP- wie Herpes-Viren werden zu einem Hinweiszeichen der ungünstig veränderten Gesamtverfassung.

Das beginnt bei den HPViren mit Besiedlungen von Zellen der Haut- und Schleimhaut, führt zu einfachen Warzen, dann zu Kondylomen (gutartige Genitalwarzen), kann zu Papillomen am Kehlkopf führen und schließlich Zellveränderungen am Gebärmuttermund begleiten, die alle Stufen der Veränderung bis zu dem Gebärmutterhalskrebs zeigen können. Zunächst ist das HPVirus mit gutartigen Wucherungen verbunden (Niedrigrisikotypen wie HPV 6, 11), verändert sich allmählich genetisch in Formen, die mit Krebsentwicklung in Verbindung stehen (Hochrisikotypen wie HPV 16, 18). Diese 4 Typen allein werden bei der Impfung berücksichtigt, obgleich es zig-fache weitere Varianten dieser gutartigen und bösartigen Virustypen gibt, die das gleiche Krankheitsgeschehen begleiten können. Daher ist diese Impfung höchst unvollkommen, langfristig ungenügend und daher ärgerlich und unnötig.

Kritik der HPV-Impfung

- Andere HPV-Typen unberücksichtigt, Phänomen des **„Replacement"** von **„high risk"** statt 16, 18 → 31, 33, 35, 39, 45, 51, 52, 56, 58, 59, 68
- Keine Wirkung gegen bestehende HPV-Infektionen oder Dysplasien
- Testkollektive nur 20 Monate nachbeobachtet
- Kein Konzept gegen Krebs allgemein
- In Deutschland führt das Mamma-Ca, in der 3. Welt Cx-Ca
- Unter 1% aller HPV-Infektionen führen zum Cx-Ca
- Über 7 Jahre Entwicklung zum Cx-Ca, Bedeutung von Mutationen des HPV-Virus

Tabelle 23: Kritik der HPV-Impfung
(Cx= Zervix, Gebärmutterhals. Ca = Karzinom)

Das biologische Phänomen des Replacement, des Austausches der Erreger, beschreibt die Aussichtslosigkeit dieser angebotenen Impfung. Maßlos überhöht ist der Preis für die ersten 3 Impfungen mit ca. 500 €. Völlig unverantwortlich sind die Aktivitäten der Herstellerfirmen, die bei den Untersuchungen zu der Verträglichkeit die nicht geimpften Vergleichskollektive vorsorglich durch Nachimpfungen zerstört haben (14).

Begünstigung der HPV-Krebsentwicklung, der Mutation der HPV-Virus-DNA durch

- Zigarettenrauchen
- Drogenkonsum (Cannabis, Kokain)
- Immunsuppressiva (Kortison, Krebsmittel)
- Weiter diskutierbar:
  - Röntgen- und andere Strahlen
  - andere Virusinfekte (Herpes, siehe H5N1)
  - andere Genitalinfekte, Unterdrückung (oxidativer Stress)
  - andere Impfungen
  - Schwermetalle (Amalgame)
  - Hormone
- Erbliche Komponente (Kinder von DES-Behandlung)

Tabelle 24: Bedingungen für Krebsentstehung mit HPViren, Begünstigungen für die Mutation (Wandlung) der HPViren vom gutartigen zum bösartigen Typus.

Die Viren verändern sich mit den Jahren, sowie der Träger seine Gesundheit im Lebensverlauf ungünstig belastet und verändert. Das bis heute ungeklärte Krebsgeschehen hat viele Ursachen, die für das Zervixkarzinom in den Faktoren der Tabelle 24 gesehen werden können.
Besondere Stigmatisierungen haben Kinder von Müttern erfahren, die in den 60-er Jahren des 20. Jahrhunderts mit DES (Diäthylstilböstrol) in der Frühschwangerschaft behandelt worden sind. Man meinte damals, man könne mit DES Fehlgeburten abwenden. Blieb die Schwangerschaft intakt, so kamen Missbildungen zum Vorschein, und längerfristig stieg sogar das Risiko dieser Nachkommen an, ein Zervixkarzinom zu entwickeln.

Bei diesen bösartigen Veränderungen kann der Blick getrost von den Viren weggehen und konzentriert den allgemeinen Lebensbedingungen alternativ und aussichtsreicher zugewendet werden (vergl. dazu meine

Schrift über die Reduzierung des Krebsrisikos (11)). Schließlich muss aus der Logik der Impfbelastung selbst eher eine Erhöhung als eine Reduzierung des allgemeinen Krebsrisikos angenommen werden. Führend in Deutschland bei Frauen ist der Brustkrebs, gegen den von solch einer Impfung in keiner Weise profitiert wird. Wer sich gegen einige HPViren impfen lässt, soll trotzdem weiter zur Vorsorgeuntersuchung gehen. Wer aber regelmäßig die Vorsorgeuntersuchung durchführen lässt, braucht keine HPV-Impfung! Denn diese Untersuchung ist in der Lage, die Entwicklung solch eines Tumors zu beobachten, rechtzeitig aufzudecken, um diese Vorstufen der frühzeitigen Behandlung zuzuführen, die mit einem geringem Aufwand (Konisation) verbunden ist.

Alternativen zur HPV-Impfung

- Keinerlei Impfungen von Geburt an
- Verhütung mit Präservativ
- Keine Hormone mehr nach der 1. SS
- Zytologische Kontrollen der Zervix
- Miasmen beachten, keine Unterdrückung, toleranter Umgang mit Warzen (low risk)

Tabelle 25: Alternativen zur HPV-Impfung. (SS = Schwangerschaft)

Wer meint, durch Impfungen seien Krebserkrankungen zu verhindern, der setzt absehbar auf das falsche Pferd. Mein Anliegen sind frühe Lebenskonzepte der sinnvollen und zumutbaren Vorsorge, sodass am Ende nicht der Krebs zur logischen Folge wird. Dieses Konzept sieht bezüglich dem Zervixkarzinom besser vor, komplett auf Impfungen zu verzichten, den beginnenden Sexualkontakt mit dem mechanischen Schutz durch Präservative zu begleiten und so bald wie möglich mit den Hormonen zur Verhütung aufzuhören. Die Sicht der Miasmen, den Qualitäten der chronischen Krankheiten, vervollständigt die alltägliche Gesunderhaltungsstrategie (siehe weiteres in 11). Die HPV-Impfung ist nicht nur unverschämt teuer, sondern völlig überflüssig.

10. Hämophilus influenzae Gruppe B (HiB), Meningokokken, Pneumokokken

sind drei Bakterien, die bei bedrohlichen Hirnhautentzündungen vorkommen. HiB kann noch seltener bei unangenehmen Kehlkopfentzündungen (Epiglottitis) bei Kleinkindern gefunden werden. Pneumokokken sind häufige Bakterien bei Kindern und alten Menschen, die bei vielen Mittelohrentzündungen und Atemwegeserkrankungen gefunden werden.

Allen drei Erregern gemein ist das beobachtete natürliche Vorkommen auf den Schleimhäuten von Menschen, ohne diese krank zu machen. Ändern sich die Lebensbedingungen, findet man diese Erreger im Geschehen von bakteriellen Infektionen. Alle drei Erreger sind mit Antibiotika bekämpfbar. Seien es die generellen und zu häufigen Anwendungen oder möglicherweise Impfeffekte, man beobachtet schon länger einen Wandel des Erregerspektrums hin zu anderen Keimen, mit denen wir nicht weniger Probleme haben. Es erscheint wie ein Verdrängungswettbewerb der Keime. *Die Impfstrategie sieht dabei wie ein Kampf gegen Windmühlen aus, man kommt mit der Beendigung von bedrohlichen Krankheiten nicht voran: Die bakterielle Meningitis nimmt insgesamt nicht ab.* Da helfen keine weiteren Impfungen gegen neue Keime, die es scheinbar grenzenlos gibt.

Die Tabelle 26 zeigt die Häufigkeitsverteilung der bakteriellen Erreger, die nach der Einführung der HiB-Impfung und unter Weglassen der Meningokokken bei den Hirnhautentzündungen (im Jahr 2000) gefunden wurden. Das sind nun die Eiter- und Problemkeime Strepto- und Staphylokokken, die bekannten Keime des Darmes, die E.coli, und zunehmend die Borrelien, die durch die Zecken von den Nagetieren auf den Menschen übertragen werden. Man kann sagen, es wird immer „bunter" ohne nachhaltige Fortschritte.

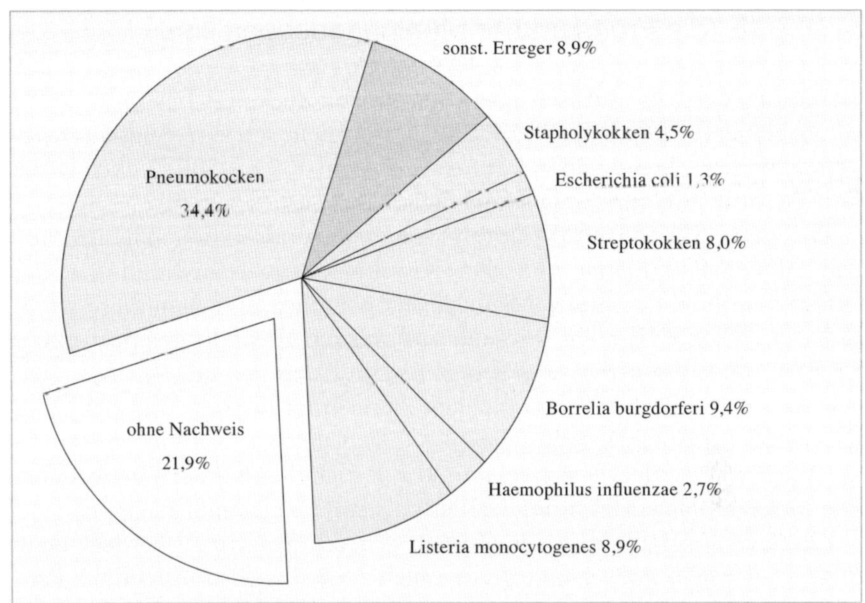

Tabelle 26: neue Erreger, die ohne Meningokokken vor der Pneumokokkenimpfung bei der bakteriellen Meningitis gefunden werden (32).

Geimpfte Personen erfahren Immunbelastungen, die sie zu mehr und schwereren anderen bakteriellen Infekten führen. Weiter ist zu befürchten, dass durch die Impfungen die Blut-Hirnschranke beschädigt wird. Beides erklärt, warum heute für Kleinkinder das Risiko besteht, zu den desaströsen bakteriellen Hirnhautentzündungen überhaupt zu kommen.

Die nicht geimpften Kinder haben nicht nur seltener bakterielle Infekte, sie benötigen auch kaum Antibiotika und sind praktisch nicht von der bakteriellen Meningitis betroffen. Verzichtet man auf Impfungen generell, braucht man auch diese 3 hier aufgezählten Impfungen nicht! Lässt man Impfungen zu, wird man auch über diese Impfungen nachdenken müssen!

Kinder reifen in ihren Abwehrfähigkeiten und beherrschen die HiB-Erreger ab dem 7. Lebensjahr, ohne dass man noch Entgleisungen fürchten muss, sodass danach ohnehin jede Impfplanung entfällt. Das ist ein eindrucksvoller Beleg für die Zunahme der Immunkompetenz und für den Sinn der abwartenden Haltung gegenüber jeglicher Impfempfehlung.

11. FSME (die Frühsommer-Meningoencephalitis)

Die FSME wird durch Viren ausgelöst, die von Zecken in bestimmten Risikogebieten (im süddeutschen Raum, Österreich, Schweiz, Südostschweden u.a.) übertragen werden können. Eine von 300 bis 500 Zecken ist im Durchschnitt und nur in Risikogebieten Träger dieses Virus.

Die Komplikationsgefahr durch Viren ist grundsätzlich abhängig von den Abwehrfähigkeiten und den Krankheitseintrittsbedingungen der Infizierten. Nicht geimpfte Niedrigrisikopersonen brauchen diese Komplikation der FSME nicht fürchten und werden allenfalls grippeähnliche Verläufe mit Immunisierung erleben. Es gibt Untersuchungen, die aufzeigen, dass die schlechte Verträglichkeit dieser Impfung bedeutsamer ist als das seltene ernste Erkrankungsrisiko (26). Ohnehin werden FSME-Erkrankungen des Nervensystems praktisch nicht bei Kindern beobachtet. Die Mehrzahl der Infektionen verläuft als einfache Sommergrippe.

Größere Sorgfalt sollte den Zecken generell gewidmet werden, denn diese übertragen noch einige Keime mehr, die uns gesundheitliche Probleme bereiten können.

Vorausschauende Maßnahmen gegen Zecken

- Täglicher Kleiderwechsel
- Haare durchkämmen
- Duschen
- Körper nach Zecken absuchen
- Sofortige Entfernung mit spitzer (Metall-)Pinzette
- Verbleibende Reste (Kopf) sofort mit Nadel entfernen
- Bei Entzündungs-Reaktionen: Ledum C 30

Tabelle 27: Aufmerksamkeit für die Zecken als Überträger von Erregern.

12. Borreliose

Zecken übertragen viel häufiger Bakterien, die Borrelien, die von Nagetieren aufgenommen und an den Menschen weitergegeben werden. Jede 3. bis 5. Zecke ist infiziert, und die Verbreitung erstreckt sich weltweit auf jedes Land. Dieser Erreger ist verwandt mit dem Erreger der Syphilis, der epidemischen Geschlechtskrankheit, die 1492 von den Seefahrern aus Südamerika mitgebracht wurde, in Barcelona an Land ging und ihren Seuchenzug durch Europa antrat. Nun scheint die Menschheit reif für eine neue, verwandte Seuche, die ebenfalls in drei Stadien ablaufen kann:

- dem ersten Stadium mit der kreisförmigen Hautrötung um die Bissstelle, dem Erythema chronicum migrans,
- dem zweiten Stadium mit der Rheumaborreliose, mit dem bevorzugten Befall des Kniegelenkes und
- dem dritten Stadium, der Neuroborreliose, mit vielen Varianten chronischer Nervenzerstörung.

Nichtgeimpfte Niedrigrisikopersonen haben die günstigsten Bedingungen bei Eintritt in die Krankheit und gehen kaum über das erste harmlose Hautstadium hinaus. Spontanheilungen sind in jedem Stadium möglich.

Die Erreger verweilen im Bindegewebe. Die Abwehr reagiert nur zögerlich. Der Kranke darf über Jahre nicht mit Impfungen provoziert werden, da sonst Reaktivierung und Vertiefung der Krankheit drohen. *Wiederum werden hier mit einem Erreger und einer spezifischen Krankheit die Sünden im früheren Umgang mit der eigenen Gesundheit eindrücklich vorgeführt. Wer rücksichtsvoll mit sich und seinen Kindern umgegangen ist, wird mit dieser Gegenwartsseuche keine oder nur geringe Probleme haben.*

Antibiotika können früh eingesetzt werden, wenn Unsicherheit über die Abwehrlage besteht. Am erfolgreichsten sind die Frühbehandlungen. Auch in den späteren Stadien werden immer noch Antibiotika eingesetzt, allerdings mit schlechterem Erfolg und größerem Aufwand.

In den USA gibt es die erste Borrelioseimpfung, die wegen unterschiedlicher Erregertypen Europäern nichts nützt. Aber auch hier in Europa ist bald mit diesem Impfangebot zu rechnen, da der Bedarf sehr groß geworden ist. Es würde mich überraschen, wenn das von der Pharmaindustrie nicht genutzt wird.

Sinnvoller ist die regelmäßige Suche nach Zecken am Körper, wenn Aufenthalte in Wäldern und Wiesen vorausgingen (Tabelle 27). Dazu werden vor dem Zubettgehen die Haare durchgekämmt, die Wäsche gewechselt und vor dem Ankleiden ausgeschüttelt. Bei Ungewissheit kann ein kurzes Duschbad ergänzt werden. Bereits angeheftete Zecken werden sofort mit einer speziellen Zeckenpinzette (möglichst aus Metall) entfernt. Diese zeichnet sich durch zwei spitze Enden aus, die zwischen Haut und Zeckenrumpf geführt werden. Durch festes Schließen der Pinzette lässt sich das Tier mit einem Ruck entfernen. In der Wunde verbliebene Teile müssen sofort mit einer Nadel herausgehebelt und entfernt werden.

Bei entzündlichen Reaktionen an der Wunde ist die Gabe von **Led C 30** angeraten. Die Wunde soll weiter in Hinblick auf die kreisförmige Borreliose-Hautrötung (Erythema chronicum migrans) beobachtet werden, die nach 10-14 Tagen erscheinen kann. Die erste Rötung der Wunde ist harmlos und beruht auf dem Fremdkörperreiz durch das Tier. Die spätere kreisförmige Wanderröte stellt immer noch den zweitharmlosesten Borreliose-Verlauf nach der unmerklichen Infektion, der stillen Feiung, dar. Bei einer günstigen Vorgeschichte, insbesondere einer ohne Impfungen, sind Antibiotika nicht notwendig.

Konventionell nach Plan geimpfte Personen geraten mit den ersten Krankheitszeichen in den Konflikt, ob sie Antibiotika einnehmen sollen, was meistens dann geschieht. Jederzeit sind spätere Reinfektionen möglich, und die Not dieser Entscheidung wiederholt sich. Vorab sind andere Planungen möglich.

13. Virus-Grippe

Grippeerkrankung

- Vermehrt im Winter
- Bei Schwächung des Immunsystems
- Durch Stress, physisch, psychisch
- Bei familiären Konflikten
- Durch Schlafmangel

- **Ansteckung wenig** relevant
- *Wir bekommen unsere Krankheiten, wenn wir sie brauchen.*

Tabelle 28: Grippeerkrankungen

Die entbehrlichste aller Impfungen ist die jährlich neu konzipierte „Grippe"-Impfung. Es stören die Regelmäßigkeit der Wiederholungen, die unerwünschten Begleitsubstanzen der Injektion und die Kampagnen in den Medien, die eine bewältigbare saisonale Abwehrbelastung zu einer gefährlichen Seuche erklären. Bestenfalls wenige herzkranke, chronisch bettlägerige, abwehrschwache Sonderfälle könnten denkbar profitieren von dieser Impfung. Aber zu negativ sind bisherige Studien zu den versprochenen Vorteilen ausgefallen, zu viele gesundheitliche Nachteile sind stattdessen sichtbar geworden. Diese Impfung verschlechtert nachweislich die allgemeine Verfassung der Indikationsgruppe (13).

Zu einer langfristigen Gesunderhaltung gehören zumutbare Krankheiten, die zwar lästig, aber durchaus nützlich sind. Der Umgang mit Fieber, das Einhalten von Bettruhe, die notwendige Erholungszeit und die Bevorzugung von „Hausmitteln" und Homöopathika ermöglichen gute Verläufe und auf längere Sicht einen Gewinn an Abwehrkraft gerade durch dieses saisonale „Training“.

Grippeerkrankung

- **Unsinnig:** Antibiotika, Vitamin C, Aspirin®, Zink, Umckaloabo®, Echinacin
- **Hilfreich:** alte Hausmittel, heiße Tees, Inhalieren, Wickel, Lindenblüten oder Holunder, Homöopathika
- **Vorbeugung:** Saunieren, Bäder, Schlaf, Licht, Bewegung, Frischluft, Mäßigung mit Alkohol, Impfverzicht

Tabelle 29: Grippebehandlung

Man gewöhne sich an die allgemeine Sicht, dass eine Grippe 7 Tage und mit Arzt eine Woche dauert. Für die etwas schwerere Influenza setze ich 9 Tage an: 3 Tage kommt sie, 3 Tage bleibt sie, und 3 Tage geht sie. Man stelle sich also auf 9 Tage Arbeitsunfähigkeit ein. Diese Investition der Ruhe und Abwehrkonzentration lohnt sich, denn längerfristig werden durch die erfolgreiche Überwindung unangenehmere oder chronische Krankheiten weniger Probleme bereiten.

14. Fernreiserisiken

14.1. Allgemeines

Nichtgeimpfte Kinder können sich unter den aktuellen positiven Lebensbedingungen gefahrlos in den Ländern der EU (Europäische Union) und in den unseren Kultur- und Klimaräumen vergleichbaren Ländern wie USA, Kanada, Neuseeland, Australien, Argentinien und Chile bewegen.

Kritischer werden die tropischen Länder zu beachten sein. Das Ausbreitungsgebiet der Malaria (Äquatorialregion und Tropengürtel) ist uns ungewohnt und fremd wie diese Krankheit selbst. Weiter können Durchfallerkrankungen, Parasiten und das Denguefieber zu unangenehmen Urlaubsstörungen werden. Durch Flugverbindungen und Last-minute-Buchungen fallen schnell die Hemmschwellen. *Bevorzugen Sie mit Kleinkindern die uns vertrauten Kulturräume!* Sie minimieren dadurch die Erkrankungsgefahren! Das Verlassen uns bekannter Kulturräume bringt Fremdkontakte, auf die wir nicht eingestellt sind und die uns und besonders die Kleinkinder bedrohen. Es ließe sich die Idee des „Nestschutzes“ für ungeimpfte Kinder, beginnend an der Mutterbrust über das Zuhause, die häusliche Umgebung, sukzessive erweitern auf den gesamten gewohnten Kulturraum. Die Kleinfamilie von heute ist überschaubar, die Fremdkontakte im eigenen Land sind es weitgehend auch. Über Einwanderer importierte Krankheiten müssen von staatlichen Einrichtungen früh erkannt werden, stellen aber zur Zeit keine relevante Bedrohung dar. Deswegen sind in keinem Falle irgendwelche Impfungen notwendig.

Reisen sind wertvolle Horizonterweiterungen und Familienerlebnisse und sollen stattfinden. Diese werden aus guten europäischen Lebensbedingungen heraus mit Positivismus und Unternehmungslust angegangen. Mit einfachen Regeln kann jeder Ort auf dieser Welt aufgesucht werden, ohne dass man Erkrankung und Schaden befürchten muss. Der „Normaleuropäer“ bringt alle günstigen Bedingungen mit, um am Reiseziel gesund und stabil zu bleiben. Diese Aussicht verbessert sich erheblich, wenn überhaupt keine Impfungen durchgeführt wurden!

Das Erkrankungsrisiko bei Reisen in die Ferne, in Krisenregionen, in Tropenländer und in Regionen mit Seuchenausbreitungen kann heute gut vorab kalkuliert werden. Über Internet sind alle Informationen zugänglich. Allerdings sollten die dort vorgestellten übertriebenen Impfempfehlungen übergangen werden. Man orientiere sich zuerst an politischen Krisen, Kriegsgefahren und Aufständen, um als Reisender nicht zwischen die Fronten zu geraten. Bedeutend wird die Wetterlage in der Zeit der Reise, ob Trocken- oder gefährlichere Regenzeiten zu erwarten sind. Dann vermeide man bekannte Seuchenregionen und beherzige strenge Hygienemaßnahmen. Schließlich sind die Aufenthaltsbedingungen relevant. Ein Edelhotel oder Resort als Urlaubsort kann als sicher angesehen werden. Eine Individualreise benötigt vorausschauende Planung bezüglich Sonderausrüstungen mit Moskitoschutz, Desinfektionsmitteln und Notfallmedikamenten.

Um mit Vorurteilen aufzuräumen, präsentiere ich hier eine Übersicht, welches reale Erkrankungsrisiko sich in welcher Häufigkeit für die verschiedensten Bedrohungen in fremder Kulturräume wie den Tropen für Ungeimpfte ergibt: (Tabelle 30)

Risiken für Ungeimpfte in Tropenländern

%	Anzahl			Art der Erkrankung
100% =	100.000			
		-	20.000 =	**20% : Reisedurchfall**
10%	-10.000	-	8.000 =	8% : suchen einen Arzt auf
		-	7.000 =	7% : bettlägerig
		-	1.500 =	1,5% : Malaria ohne Chemoprophylaxe
1%	- 1.000	-	1.000 =	1% : akuter Infekt der oberen Luftwege
		-	200 =	0,2% : Hepatitis A
		-	150 =	0,15% : Gonorrhoe
0,1%	- 100	-	100 =	0,1% : Tierbisse mit Tollwutrisiko
		-	80 =	0,08% : Hepatitis B
		-	20 =	0,02% : Typhus (Indien/NW-Afrika)
0,01%	- 10	-	10 =	0,01% : HIV-Infektion (= AIDS)
		-	2 =	0,002% : Typhus (andere Gebiete)
		-	1 =	0,0015% : Polio ohne Symptome
0,001%	- 1	-	1 =	0,001% : (im Ausland gestorben)
		-	0,2 =	0,002% : Cholera
	- 0	-	0 =	0,0% : Polio mit Lähmungen

Tabelle 30: Spektrum und Stellenwert von Gesundheitsstörungen für Ungeimpfte während und nach einem längeren Aufenthalt in einem Entwicklungsland 1997 (34)

Die Übersicht in Tabelle 30 zeigt auf, dass die Hauptprobleme bei Reisen in tropische Länder die Durchfallerkrankungen (20%) sind. Darauf sollen Sie sich vorbereiten. Die Erkrankungen der Luftwege (Nase, Hals, Bronchien) sind wohl auf die Klimaanlagen zurückzuführen. Die Malaria muss sorgfältig beobachtet und im Falle der Konfrontation verhindert werden. Die Sexualität mit Einheimischen gilt heute als großes Risiko für Hepatitis B, Gonorrhoe und AIDS. Das haben Sie selbst in der Hand. Danach geht es nur noch um Raritäten.

Reiseimpfungen und zu beachtende Gefahren

- **Hepatitis A:** Schmierinfektion, Wasser
- **Hepatitis B:** Sexualität, Hygienemangel in Medizin
- **Gelbfieber:** Lebendvirus-Impfung!
  (Risiko prüfen, Reisezeit, Einreisebedingungen)
- **Cholera:** Abwässer, Muscheln, Schnecken
  (Informieren über Ausbrüche)
- **Typhus:** Hygiene, Lebensmittel
  (Informieren, verwerfen)
- **FSME:** spezielle Risikoregionen (1:500 Zecken)
- **Tollwut:** spezielle Risikoländer
  (keine zahmen Tiere anfassen, Pfefferspray)

Tabelle 31: Verzicht der Reiseimpfungen

14.2 Hepatitis A

ist die infektiöse Virusgelbsucht, die durch Hygienemangel über Wasser und Schmierinfektion von endemisch Kranken überwiegend in den Tropenländern Afrikas und Amerikas übertragen wird. Diese Krankheit ist ungefährlich, aber lästig. Wer Hepatitis A durchgemacht hat, ist zeitlebens davor geschützt. Die Impfung schützt nicht vor der ähnlich verlaufenden Hepatitis E, die in vielen Tropenländern zunimmt und im Fernen Osten, in Ländern wie Thailand, Malaysia, Indonesien und Philippinen bereits mit bis zu 85% des Vorkommens überwiegt. Es geht alternativ um die selbstverantwortliche Beachtung der **Hygiene**, um die Beachtung der Gefahren durch Schmierinfektion und um die von unreinem Wasser ausgehenden Gesundheitsrisiken. Durch das Kochen von Wasser und die Erhitzung von Speisen fährt man sicherer. Die Impfung ist entbehrlich und wiegt Sie nur in einer Scheinsicherheit.

14.3. Hepatitis B

ist weltweit verbreitet und betrifft bereits 5% der Weltbevölkerung, in Deutschland sind es nur 0,05%. Eine Impfvorsorge ist nur für seltene real bedrohte Fälle abzuwägen. Man achte auf die Gefahr der Ansteckung über die Sexualität. Risiken auf Reisen drohen durch Notfallbehandlungen in Krankenhäusern, in denen aus Kostengründen die Hygiene nicht so ernst genommen wird. Das müssen Sie in kleinen Provinzkrankenhäusern und –ambulanzen befürchten. Hier könnte so mancher Einmalartikel nach einfacher Säuberung nochmals in Verwendung kommen und damit zum Übertragungsrisiko werden.

Kliniken mit westlichem Standard, in der Regel die Krankenhäuser in den größeren Städten, sind dann vertrauenswürdiger. Am besten reisen Sie mit einer Rückholversicherung, sodass Sie sich im Bedarfsfalle zur Operation oder größeren Wundbehandlung nach Europa zurückfliegen lassen können.

Auf Impfungen sollten Sie sich nicht verlassen, denn es drohen weitere nicht beimpfbare Krankheiten wie AIDS oder Hepatitis C bei unhygienischem Blutkontakt. Das Hepatitis-B-Virus selbst beginnt sich zu verändern (Mutation), so dass Impfvorteile schwinden.

14.4. Gelbfieber

Gelbfieber

- **Flavi-Viren** (auch Dengue, FSME, Japan-Enzephalitis, West-Nil-Fieber, > 60 Arten)
- Überträger: weibliche Aedesarten (Stechmücken)
- Bei Affen und Menschen vorkommend
- **Keine Ansteckung** zwischen Menschen, nur über Bluttransfusion
- Vorkommen von Gelbfieber nur im tropisches Afrika (33 Länder) und Südamerika (15 Grad nördl., 10 Grad südl.)
- Inkubation 3-6 Tage
- **80% grippeähnlich** mit lebenslanger Immunität
- 20% komplikationsreicher: 4 Tage Fieber, jeder zweite nachfolgend Organschäden (Leber, Niere), hämorrhagischer Verlauf und erhöhte Sterberate

Tabelle 32: Gelbfieber

Diese Viruskrankheit ist in Tropenregionen (Zentralafrika, Süd- und Mittelamerika) vorzufinden und wird von Mücken (der Aedesmücke) übertragen. Europäer kennen diese Krankheit nicht und sind gefährdet. Die meisten betroffenen Länder verlangen vor der Einreise eine einmalige Impfung, die nicht länger als ein halbes Jahr zurückliegen darf. Das gilt immer für die Einreise aus einem Land, in dem Gelbfieber vorkommt (z.B. auch bei Zwischenlandungen!). Alternativen sind schwierig, risikoreich und verlangen das sichere Abwenden der übertragenden Mücken. Als Lebendvirusimpfung darf diese Schwangeren nicht gegeben werden, auch Kinder bis zum 10. Lebensjahr sollen wegen unangemessenen Nebenwirkungen verschont bleiben. Durch eine ärztliche Bescheinigung über die Unverträglichkeit von Impfungen können Sie diesem Impfzwang entgehen.

14.5. Cholera und Typhus

Impfungen gegen diese beiden Krankheiten können umgangen werden. Vor Antritt der Reise sind Erkundigungen über die Seuchenlage am Reiseziel einzuholen (Tropeninstitute). Neben den notwendigen Hygienemaßnahmen ist Vorsicht geboten bei jedem Kontakt mit Toiletten, Abwässern und offenen unerhitzten Lebensmitteln. In armen Ländern werden Abwässer und Fäkalien zu häufig ungeklärt in Flüsse, Seen und Meere geleitet. Aus diesem Grund soll auf den Verzehr von Muscheln, Schnecken und Meeresfrüchten vor Ort verzichtet werden. Diese Tiere konzentrieren Schadstoffe wie Metalle und speichern Erreger. In manchen extremen Fällen ist auch ein Bad vor Ort gut zu überlegen.

Trinkwasser ist immer abzukochen (einen handlichen Kocher mitnehmen!) oder nur aus geschlossenen Flaschen zu genießen. Prüfen Sie die Unversehrtheit des Flaschenverschlusses vor dem Genuss! Wohlgenährte Europäer können mit etwas Umsicht Vorsorge treffen und sind im Krankheitsfall weniger gefährdet. Cholera ist eine Lebensbedrohung für abwehrgeschwächte und mangelernährte Personen.

Informieren Sie sich sorgfältig, ob Sie in Ihrer Reiseregion mit Ausbrüchen von Cholera und Typhus rechnen müssen. Konsequente Hygieneregeln (siehe 14.8.) halten Sie und Ihre Angehörigen frei von diesen Krankheiten. Das Besondere von Cholera und Typhus ist, dass die Menge der aufgenommenen Erreger von Bedeutung ist. Eine Dezimierung in der Aufnahme kann bereits erfolgreich sein. Vorrang müssen im Falle der Erkrankung, die über Durchfälle und Salzverluste entstandenen Verluste ersetzt werden (siehe 14.8.).

Einen Bedarf für die schlecht wirkenden Impfungen gibt es dann nicht.

14.6. Tollwut

wird als eine tödliche Virusinfektion mit sehr langer Inkubationszeit (bis zu einem Jahr) angesehen. Allerdings hat noch niemand dieses hypothetische Virus gesehen oder darstellen können. Sonderbar ist auch die lange Inkubationszeit. Die Diagnose wird allein aus der klinischen Symptomatik, der Hydrophobie, gestellt. Die nervenkranken Patienten zeigen Erregungszustände beim Hören oder Ansehen von fließendem Wasser. Gemeinsam wird von den Kranken die Vorgeschichte eines Tierbisses angegeben. Unklar bleibt, ob die regelmäßig danach vorgenommene Aktivimpfung von 5-7 Injektionen in kurzen Abständen von einigen Tagen der eigentliche Übeltäter späterer Hirnschäden ist, die dann der angeblichen Krankheit zugeschrieben werden.
Durch vorsorgliche Impfaktionen bei den häufigsten Überträgern, den Füchsen, ist diese Krankheit in Europa erfolgreich zurückgedrängt worden. Ganz anders ist die Lage in tropischen Ländern, im Himalaya und in Australien. Es kommen verschiedene Überträger in Frage. In Australien sind manche Fledermäuse als tollwutkrank erkannt worden, die nachts aktiv sind und bisweilen schlafende Menschen verletzen.
Wie kann man sich effektiv schützen?

- In Tropenländern und in Australien soll man sich angewöhnen, unter einem Netz zu schlafen.
- Reisende sollten es grundsätzlich unterlassen, fremde und auffällig zahme Tiere zu streicheln. Tollwutimpfungen brauchen nicht vorsorglich durchgeführt werden. Aber
- wenn es zu Bissverletzungen gekommen ist und allemal durch wildernde Katzen oder Hunde, so ist unbedingt an eine mögliche Tollwutübertragung zu denken.
- Am besten sichert man das beißende Tier und lässt es untersuchen. Das allerdings gelingt nur in wenigen Fällen.
- Spülen Sie die Bisswunde sorgfältig, wie unter Tetanus hier beschrieben, mit einer Kochsalzlösung mit Seifenzusatz. Sie können auch Alkohol verwenden, welcher aber in der Wunde sehr brennt.

- Die Kriterien für die Wundheilung mit Ruhigstellung, Hochlagerung und sauberen Verbandwechseln sind zu befolgen.
- Homöopathisch sind Gaben von Ledum C30 und später C200 notwendig. Weiteres soll einer kompetenten längerfristigen Therapie zukommen, die angeraten ist!
- Es gibt ein Tollwut-Hyperimmun-Serum, das noch überlegt werden kann. Von der zusätzlichen Aktiv-Impfserie bin ich persönlich nicht überzeugt.

14.7. Malaria

Eine Impfung gegen dieses häufige infektiöse Leiden gibt es noch nicht, wird aber fieberhaft gesucht angesichts dieser tropischen Misere. Die Erreger heißen Plasmodien, sind Einzeller und werden durch blutsaugende Insekten (die Anopheles-Mücke) von Tier auf Mensch übertragen. Im Menschen zerstören diese Erreger rote Blutkörperchen, die in fieberhaften Krisen zerfallen. Im gesamten tropischen Raum rund um den Erdball muss mit dieser Krankheit gerechnet werden, für die wir Europäer unvorbereitet und daher hochgefährdet sind. Durch ausgiebigen Reiseverkehr mit medikamentöser Prophylaxe sind Malaria-Erreger gegen viele Arzneien unempfindlicher geworden. Zunehmend werden Arzneien mit unangenehmen Nebenwirkungen angeraten. Mit Umsicht und Verantwortung lassen sich andere Wege gehen: Nehmen Sie in jedem Falle das Malaria-Risiko und die Mücken sehr ernst!

Besorgen Sie sich vor Antritt der Reise

- ein geschlossenes Mückenschutzzelt,
- einige Nägel, Schrauben und Haken, sodass Sie das Netz für die Nacht über sich an der Decke aufhängen können.
- Bedenken Sie Mückenschutzkleidung und
- wirksame Mückenabwehrmittel für die Hauteinreibung (Repellentien).
- Ergänzen Sie für Ausflüge oder Safaris in Risikogebiete den Schutz durch das Besprayen der Kleidung mit dazu geeigneten Mittel (z.B. No-bite®)

- Sollten Sie den Abend und die Nacht im Freien verbringen, wählen Sie für Ihren Schlaf trockene Orte, die weit weg von feuchten Zonen, den Brutstätten der Mücken, liegen.
- Relativ geringe Risiken bestehen in Höhenlagen, bei Großstadtaufenthalten und in mückenfreien Trockenzeiten. Genauere Informationen sind in Tropeninstituten und vor Ort einzuholen.
- Aus homöopathischer Erfahrung ist die vorsorgliche Einnahme von Natrium muriaticum in C 200 (einen Tag vor Abreise 3 x 2 Globuli und alle 14 Tage wiederholt) bekannt geworden und nutzbar.
- Im Notfall bei einem unklaren Fieber sollte die Diagnostik vor Ort angestrebt werden (Labordiagnose aus einem frischen Blutstropfen).
- Als Akutarznei („Stand-by-Mittel") ist vorsorglich eine neuartige Arznei aus Beifusskraut (Artemisia annua) zu besorgen, die zurzeit in Kombination mit einem chemischen Mittel (Co-artem®) von Novartis) angeboten wird.
- Noch Wochen und bis zu einem halben Jahr nach der Rückkehr ist Unwohlsein und Fieber stets als möglicher Malariarückfall anzusehen und vorrangig auszuschließen.

Dieses Vorgehen erfordert wirklich viel Verantwortung, aber die Vorteile liegen auf der Hand. Anderenfalls müsste die generelle Arzneiprophylaxe erfolgen! Durch die unerwünschten Arzneiwirkungen könnte der Urlaub ungenießbar werden.

Neben der Malaria ist die Menschheit bedroht durch die Virusinfektion Dengue-Fieber. Diese beginnt sich mit der Erderwärmung bald auf mildere Klimazonen wie Südeuropa auszuweiten. Wir werden vermutlich mit einer Impfung rechnen können. Diese Krankheit kann besonders für Schwangere gefährlich sein. Vorsorglich informiert man sich über die Lage am Reiseziel und konzentriert sich auf den Mückenschutz.

14.8. Generelle vorsorgende Schutzmaßnahmen bei Fernreisen

1. Erkundigen Sie sich im Tropeninstitut, über Internet und besonders vor Ort über das Krankheitsspektrum an Ihrem Reiseziel. Prüfen Sie die empfohlenen alternativen Möglichkeiten. Ignorieren Sie die übertriebenen Impfempfehlungen. Richten Sie sich nach den Erfahrungen der Einheimischen.
2. Rüsten Sie sich mit wirksamen Notfallmitteln aus. Die häufigsten Probleme gibt es mit Durchfällen. Zur Behandlung beschaffen Sie sich Backpulver oder Kaisernatron, um Flüssigkeitsverluste zu substituieren. Den Rest bekommen Sie vor Ort. Hier das Rezept der WHO:

Orale Rehydrationslösung (nach WHO)
auf 1 Liter abgekochtes Wasser:

1 Teelöffel Tafelsalz	(= 3,5 g NaCl)	
1 Teelöffel Backpulver	(= 2,5 g NaHC02)	oder Natron
1 Tasse Orangensaft	(= 1,5 g KCl)	oder 2 Bananen
4 Esslöffel Rohrzucker	(= 20 g Glucose)	

Die Lösung kontinuierlich löffelweise verabreichen!

3. Besorgen Sie sich eine homöopathische Haus- und Reiseapotheke (am Ende hier mein erster Vorschlag), die nur aus Globuli in C 6- und C 30-Potenzen besteht. Schützen Sie diese Apotheke vor Feuchtigkeit und Sonnenlicht.
4. Durchdenken Sie wirksame Hygieneregeln: Genießen Sie nur erhitzte Speisen aus vertrauenswürdigen Küchen, geschältes Obst und Getränke aus verschlossenen Flaschen. Vermeiden Sie Pilze, Muscheln, Schnecken, da diese Schadstoffe und Krankheitserreger konzentrieren.

   Nehmen Sie sich einen handlichen Kocher oder Desinfektionstabletten zur Keimbefreiung von suspektem Trinkwasser mit.

5. Gehen Sie mit Umsicht Tieren aus dem Weg, und versuchen Sie nicht, diese zu streicheln. Nehmen Sie Wunden ernst, die Ihnen zugefügt wurden. Spülen, Sauberhalten und Ruhigstellen werden notwendig. Ein Pfefferspray, griffbereit zur Abwehr von Tierangriffen, kann schützen.

6. Prüfen Sie Kleider und Schuhe vor jedem Anziehen auf verborgene Spinnen, Skorpione, Schlangen und andere Tiere.

7. Nutzen Sie die Erfahrungen der einheimischen Bevölkerung im Umgang mit ihren Alltagsgefahren und passen Sie sich an.

8. Organisieren Sie sich Insektenschutznetze für die Nacht, inklusive Haken zur Befestigung. Benutzen Sie diese konsequent.

9. Eine bewährte Empfehlung für die Verträglichkeit der Kostumstellung in einem fremden Land ist die Einnahme von Okoubaka D 1: 3 x 10 Tropfen täglich ab Ankunft am Reiseziel bis zur Rückreise (für Kinder in Globuli).

10. Angst schwächt das Abwehrsystem! Genießen Sie Ihre Reise, und gestalten Sie diese Empfehlungen als einfache Selbstverständlichkeiten und Routine neben den positiven neuen Eindrücken.

11. Wenn Reisen mit Kleinkindern in risikoreiche Tropenländer aufgrund beruflicher oder sonstiger Bedingungen unverzichtbar oder unaufschiebbar sind, so kann davon ausgegangen werden, dass das Wichtigste für die Kinder die fortwährende Nähe der Eltern oder eines Elternteils ist! Ein Stillkind wird am wenigsten Probleme machen, da es weiterhin bestens und perfekt hygienisch durch Muttermilch beschützt ist. Einzelimpfungen müssen, wenn man sich kontra Impfungen generell entscheidet, nicht überlegt werden. Wichtiger werden die Vorabinformationen über das, was Sie erwartet und wie Sie sich darauf aktiv vorbereiten können.

12. Ziele mit europäischen Verhältnissen wie Nordamerika, Kanada, Argentinien, Chile, Australien und Neuseeland sind ohne besondere Vorkehrungen zu bereisen und können mit Kleinkindern bevorzugt werden.

XI. Zusammenfassung

Menschen von heute genießen ihre gesundheitlichen Vorteile vorrangig durch den kompletten und konsequenten Impfverzicht! Impfungen sind nicht mehr zeitgemäß, immer weniger begründbar. Heute sind Konzepte gegen Allergiekrankheiten und Krebs gefragt. Hier helfen uns Impfungen nicht, sie schaden eher. Ungeimpft zu bleiben, ist heute bei genauer Betrachtung jedes einzelnen zu beimpfenden Krankheitsfeldes und Lebensortes mit Selbstverantwortung immer möglich, denn

- mit dem Wissen um die Krankheiten lassen sich alternative Vorsorgen treffen,
- günstige gesellschaftliche Bedingungen lassen sich nutzen,
- Wohlstandsbedingungen erleichtern und verbessern die Gesunderhaltung,
- die frühkindliche Entwicklung kann völlig ungestört und injektionsfrei begleitet werden; das Kind bekommt einen günstigen Lebensstart und kann ungestört seine Fähigkeiten entwickeln,
- der Selbstheilung kann wesentliche Unterstützung gegeben werden, um Schritt für Schritt mit zumutbaren Herausforderungen zu trainieren und für das Leben fit zu werden.
- Komplikationen sind unwahrscheinlich für Niedrig-Risiko-Personen, bei Menschen, die früh gelernt haben, aus eigener Fähigkeit das Vordringen von Krankheiten generell zu begrenzen.

Gewöhnliche Erkrankungen können im Bedarfsfalle mit homöopathischer Unterstützung überwunden werden, ungewöhnliche Krankheiten können immer noch weiterreichende Unterstützung aus dem sozialen Netz erfordern einschließlich den Möglichkeiten von „Passiv-Impfungen“ oder seltenen Indikationsimpfungen. Nicht geimpfte Menschen belasten die Sozialsysteme heutiger Gesellschaften am geringsten, da sie kaum Bedarf haben.

Schließlich sind Impfungen wie der Krieg gegen Erreger nicht mehr zeitgemäß, führen in Sackgassen, in weitere chronische Krankheiten, für die es keine Heilungen gibt, lediglich Linderung durch Unterdrückungen und Gewöhnungen. Gefragt sind heute nachhaltige und schonende Methoden der Gesunderhaltung, die zu Harmonisierungen zwischen dem Mensch, seinen Erregern und seiner Umwelt führen.

Heutige Gesellschaften machen es den Ungeimpften schwer. Es gilt, sich gegen Angstkampagnen, gegen einseitige Medieninformation und Ärzteaufklärung, gegen Erpressung und gegen Nötigung zu rüsten. Es verlangt von den zum Impfverzicht Entschiedenen

- Initiative
- Angstabwehr
- Durchhaltevermögen
- Standfestigkeit
- Entschlossenheit
- Risikobewusstsein, und - wenn es sein muss -
- Kompromissbereitschaft .

Das darf man nie übersehen, wenn man über Impfgegner urteilen will! Ihr Einsatz trägt heute unter den alltäglichen Bedingungen Züge von Zivilcourage!

XII. Homöopathische Hausapotheke

Vorbemerkungen

Diese Anwendungen sind für die Begleitung in allen Lebenslagen von Erkrankungen und beeinträchtiger Selbstheilung gedacht. Häufig reichen diese Erstbehandlungen völlig aus. Der Vorteil liegt nicht nur in dem möglichen Verzicht unangenehmerer schulmedizinischer Arzneien, vielmehr ist der Gesundheitsgewinn allgemein danach hoch anzusetzen! Denn der Kranke oder der von Krankheit bedrohte Mensch kann mit dieser Hilfe sich selber heilen und erlangt mehr Fähigkeiten für die langfristige Gesunderhaltung.

1) **Homöopathie =**

   Reiztherapie auf der Grundlage der **Ähnlichkeitsregel** (Arzneisymptome zu den Symptomen des Erkrankten)

2) **Homöopathische Arznei =**
   potenziert (verdünnt und verschüttelt) in Form von **Globuli/Dilution/Tabletten nüchtern** auf die Zunge geben! Wegen der Reizwirkung ist nicht die verabreichte Menge, sondern die **Häufigkeit** der Einnahme entscheidend. Mit der Symptomenänderung nach der Arnzeieinnahme diese beenden.

3) **Dem Erkrankten helfen bei der Lösung der Krankheit von oben nach unten und von innen nach außen** (Hering-Regel) durch **Entlastung, Reizabschirmung, Ausscheidungsförderung** und durch das Weglassen von Kampher, Kaffee, ätherischen Ölen (z.B. Pfefferminze)

4) **Erstreaktion und Zweitreaktion,** Aktion oder Provokation und Auflösungsreaktion. Erstreaktionen sind bei Akutbehandlungen zu vernachlässigen. In anderen Fällen können diese aber sehr wohl erscheinen, können wie eine Grippe aussehen und mit Fieber einhergehen. Aber beachten Sie nochmals:

Fieber ist **keine** Krankheit, sondern eine notwendige, aktive, allerdings kräftezehrende Immunleistung des Menschen, die zu Beginn sinnvoll unterstützt werden soll (siehe in VII.11.). Ist dieses Fieber als Reaktion auf eine homöopathische Arznei entstanden, dann darf 3 Tage kein zweites Homöopathikum gegeben werden (Gefahr der **Antidotierung**)!

Schmerzen sind Alarmsignale des Organismus, die nicht durch Schmerzmittel beseitigt werden sollen, sondern die zu Antworten, zu Verhaltensänderungen und sinnvollen Maßnahmen (ähnlichstes Mittel wählen) auffordern.

ANWENDUNG: 3 Tropfen = 3 Globuli = 1 Tablette;

C=Centum (lat.) = 100. Es sind 1:100 Verdünnungen.

D = Decca (lat.) = 10. Es sind 1:10 Verdünnungen.

Bei Bedrohung und hoher Gefahr:

- **sofort die hohe Potenz C 30 einsetzen:**

  1 x 3 Globuli einnehmen und 3 Globuli in einem Glas Wasser auflösen, „verkleppern" bzw. zerschlagen und häufig, je nach Krankheitsdynamik und Therapieerfolg, teelöffelweise verabreichen. Die C30 Globuli können in der akuten Not wiederholt gegeben werden, bis eine Änderung eintritt.

In allen anderen Fällen:

- **C 6 (oder D 12):** mehrmals (3-5 x) täglich 3 Globuli nüchtern auf die Zunge geben und bei Bedarf zusätzlich verkleppern (= zerschlagene Lösung)!

  Es geht auch die Verordnung über 3 Tage von 3x3, 2x3 und 1x3 Globuli.

- **D 4 oder D 6:** bei geringer Ähnlichkeitsbeziehung, oder wenn eine höhere Arzneimenge notwendig wird: 1-2 stündlich 5 Globuli - bis zur Besserung – geben; evtl. höhere Potenz (C 6) folgen lassen.

Die folgende Zusammenstellung beruht auf klinischer Erfahrung und auf Ähnlichkeitsbeziehungen, die hier nicht erläutert werden können. Es werden lediglich bewährte, relativ sichere und lohnende Anwendungshinweise zur Erstbehandlung gegeben.

Bei ausbleibender Wirkung sind die Potenz und schließlich das Mittel zu wechseln und angeraten, den Kontakt zu einem erfahrenen homöopathischen Therapeuten aufzunehmen.

Hinweis: *Geben Sie die Arznei so selten wie möglich und nur wenn notwendig. Wenn Sie bereits in homöopathischer Behandlung stehen, vermeiden Sie diese zusätzlichen Arzneieinnahmen oder halten zuerst Rücksprache mit Ihrem Homöopathen.*
Ausnahmen: akute Verletzungen, Unfälle und Operationen.

Kleine Arzneimengen in größerer Auswahl gibt es in handlichen Taschenangeboten. Speziell passend zu diesem Buch habe ich eine Arzneiapotheke anlegen lassen, die alle hier erwähnten Homöopathika in geeigneten Potenzen enthält. Bezugsadressen finden Sie am Ende dieses Buches.

Zeichenerklärung:

> = Verbesserung der jeweiligen Symptome

< = Verschlimmerung der jeweiligen Symptome

A. Verletzungen / Unfälle / Operationen

Unfall-, Schock, Schreck, Panik. -------------------------------------- Aconitum C 30
Plötzlich, unerwartet, Todes-Angst,
Zyanose (so blau wie „Blaulicht"), Kälteunfälle
Lawinen; Erdbeben.
Akute Notlagen aus heiterem Himmel.

Prellung, Quetschung, Bluterguss:-- Arnika C 30
Gewebezerreißung - Gefäßverletzung,
Fall auf den Kopf, Gehirnerschütterung,
vor, nach Operationen, Zahnextraktionen,
Zerschlagenheitsgefühl, Überanstrengung,
nach Geburt

Nervenzerrung, -quetschung, - zerreißung. --------------------- Hypericum C 30
Scharfe Schnitt- und Stichwunden,
Schlag, Quetschung der Fingerbeere,
Sturz vom Wickeltisch, Wirbelsäulenverletzung,
Schleudertrauma; Nervenschmerz.
Folgemittel nach Arnika bei Gehirnverletzung,
schmerzhafte Tier- (Hunde-) bissverletzung,
Operationsschmerzen, Sturz auf Steißbein,
Depression nach Unfall.

Muskel-, Sehnen-, Bänderzerrung, ---------------------------------- Rhus tox. C 30
- überanstrengung, - entzündung!
Verstauchen, Verheben, Unterkühlen, Muskelkater
nach Wanderung, Rückenschmerz vom
Heben (Umzug). Sportlerarznei.
Abkühlung nach Schwitzen (Disco!)
< nachts, in der Ruhe, bei 1. Bewegung
durch Nässe, Kälte, Baden. Frühjahr, Herbst
> Wärme, wenn warm geworden,
bei fortgesetzter Bewegung.

Verletzungen von Bändern, Sehnen, ------------------------------------ Ruta C6, 30
Gelenkkapseln, Meniskus
durch Überanstrengung, der Ermüdungsbruch.
< Kälte, Ruhe, Druck
> Wärme, Bewegung, Reibung.

Überdehnung sensibler Hohlorgane -----------------------------Staphisagria C 30
durch starre Instrumente, Zystoskopien
Wundheilungsstörungen nach Schnittwunden,
Schmerzen von glatten (Messer-)Schnitten
nach Verletzungen, Operationen, von
Hohlorganuntersuchungen.
Folgebeschwerden nach Katheterisierung
oder Bougierung (Dehnungsbehandlung) von
engen Körperpassagen (Harnröhre, Speiseröhre,
Magen, Enddarm), nach Spiegelungen
(Gastroskopie, Koloskopie, Hysteroskopie).

„Die kleine Arnika! -- Bellis perennis C 30
Lokale Quetschungen, Prellungen,
einzelstehende Blutergüsse,
lokale Operationsfelder in der Nachbehandlung,
der übrige Körper ist frei von Blessuren!

Stichwunden:

a) **abgebrochener Nagel, Dorn, Holzspieß, --------------------------- Ledum C 30**
in rostigen Nagel getreten, böse Folgen
nach Insektenstich-, Zeckenbissverletzung
> kalte Auflagen,

b) **Bienen-, Wespenstichverletzung --- Apis C 30**
(Ödem, brennend-stechender Schmerz)
> kalte Auflagen und ruhig halten

c) **unvollständige Fremdkörperentfernung ---------------- Silicea D 4 oder C 6**
(Glassplitter)

Schürf-, Bisswunden:

a) flächenhaft, verdreckt, nässend, ---------- **Calendula C 30**
zerfranste Wunde

b) übermäßig schmerzend ---------- **Hypericum C 30**
(+örtliche Umschläge mit Calendula-Essenz
verdünnt mit 1%igem Kochsalz in Leitungswasser)

Verbrennungen:

I. Grad (Rötung und Brennen) ---------- Urt. urens C 30, Apis C 30

II. Grad (Blase und Brennen) ---------- Cantharis C 30

III. Grad (Gewebszerstörung) ---------- Causticum C 30, Kreosotum C 30

drohender Verbrennungsschock ---------- Arsenicum album C 30
(sofort örtliche Kompressen 12-24 Stunden
lang mit hochprozentigem (ab 30%)
Alkohol - kein kaltes Wasser!!!

Sonnenbrand, -stich ---------- Belladonna C 30
heiß, tomatenrot, feucht, klopfend,
überempfindlich;
wenn erfolglos: Kopf muss aufrecht ---------- **Glonoinum C 30**
gehalten werde, klopft extrem.
mit Erbrechen: ---------- **Natrium carbonicum C 30**

Hauteiterungen: ---------- Hepar sulfuris C 6, C 30
Nagelumlauf, Furunkel,
drohende Abszessbildung

< geringste Berührung, Kälte
> Wärme, Ruhe unverkleppert stündlich
einnehmen bis zur Besserung am gleichen Tag.

Knochenbrüche, Knochenhautentzündung ---------- Ruta C 30
durch Überanstrengung oder Ermüdung
bei erhaltener Kontinuität des Knochens.

Knochenbrüche verschoben ---------- Symphytum C 30
durch Stoß, Fall oder Quetschung.
Akute Gabe nach Arnika für den 1. bis 5. Tag.

Knochenheilung beeinträchtigt ---------------------- Calcium phosphoricum C 6
ab 5. Tag über 14 Tage geben.

Thrombose (-gefahr) -- Lachesis C 30
nach Operation oder Unfall,
drohende Lungenembolie.

Nachblutung

a) **Nach Operation oder Zahnentfernung -------------------------- Phosphor C 30**
(hell, flüssig, stoßweise)

b) **Bei Blutungserfahrung -- Millefolium C 6**
vor dem Eingriff 1 Tag, oder C 30.

c) **Bei Wundheilungsstörung durch Blutungen----------------- Millefolium C 30**
flüssige hell rote Blutung.

Operationsbegleitungen

a) **Vor der Narkose am Op-Tag ------------------------------------- Nux vomica C 30**
und gleich nach dem Erwachen.

b) **Nach Erlangung der Bewusstseinsklarheit ------------------------Arnika C 30**
für die Blessuren.

c) **Bei anhaltenden Schmerzen im Wundgebiet ---------------- Hypericum C 30**

d) **Bei Nachblutungen im Operationsgebiet ---------------------- Phosphor C 30**

e) **Bei Emboliegefahr --- Lachesis C 30**

B. Fieber und Infekt (vergl. VII.11)

Folgen von kaltem Wind, Abkühlung---------------------------------- Aconitum C 30
plötzlicher Beginn, trocken, heiß, unruhig,
ängstlich, sehr durstig, allgemeine Erregung
steht im Vordergrund (hört auf zu wirken, wenn
die Schweißbildung beginnt!).

Plötzlicher, heftiger Beginn mit Hitzewelle ---------------------- Belladonna C 30
zum Kopf (heiß, rot, klopfend, überempfindlich)
mit feuchter, schweißiger Haut, kalten Extremitäten,
durstlos bei trockenem Mund, Wärmeverlangen
bis zum Hals, der Kopf muss kühl und unberührt
bleiben, hohe Fieberzacken.

Allmähliche Krankheitsentwicklung nach ----------------------------- Bryonia C 6
Abkühlung, Sekretstop, Folgen von Ärger mit
Trockenheit, rissige Lippen,
extremer Durst auf große Mengen.
> Absolute Ruhe. Kühle.
< Bewegung (geringste), örtliche Wärme.

Allmählicher Beginn mit Benommenheit------------------ Gelsemium C 6
dösig-schläfrig, lähmig, frösteln, matt, schwach;
bei warm-feuchtem Wetter. Durstlos,
Kälteverlangen mit Frischluft;
nach Besserung typisch: nochmaliger Rückfall!
< vormittags (Fieberbeginn).
<< bei Wechsel von kühl → heiß, bei Föhn.

Fieber bei Schwächlichen, Anämischen, ----------- Ferrum phosphoricum C 6
Kreislauflabilen mit scheinbar blühendem
Aussehen (Gesichtsröte), selten über 39°,
wenig Symptome. Flüchtige Hitzewellen, wenig Durst.
Nasenbluten bei Fieber. Verstopfte Nase und Ohren.
Bewegungsbedürfnis bei Schwäche.
Nacht- und Frühmorgenkrisen (4-5 Uhr).
allgemein: < Kälte
örtlich: > kalte Umschläge.

„Knochenbrecherfieber", bei Dengue, ---------------- Eupatorium perf. C 6, 30
Influenza, Frost den Rücken hoch.
Empfindliche Haarspitzen, Erbrechen,
gelb belegte Zunge, Verl. Eiskaltes,
hohler schmerzhafter Husten.
< morgens ab 7 Uhr.

Begleitende Maßnahmen:

- Bei Kleinkindern: Zuerst Abführen mit Einlauf (Gummiklistier 90 ml; milder Kamillentee mit 1% Kochsalz + 5% Traubenzucker, handrückenwarm, wiederholen bis Stuhl kommt).
- Beengende Kleidung lockern, bequem machen.
- Plastikwindeln bei Kindern ablegen! Vorsicht: Hitzestau.
- Abdunkeln, für Ruhe sorgen!
- Fasten lassen, viel Flüssigkeit zuführen!
- Nicht baden! Haut einmal pro Tag mit Salzlösung abreiben (von Kopf zu Fuß)!

C. Augenerkrankungen

Verletzungen durch spitzen Gegenstand (Dorn).------------------ Aconitum C 30
Entzündung durch kalten Wind mit heftigsten Schmerzen, „wie rohes Fleisch“, klarer Tränenfluss.

Augenverletzung nach Prellung mit Blutung, -------------------------- Arnika C 30
Lichtblitzverletzungen (z.B. Schweißarbeiter).

Stumpfe Bulbusprellung--Symphytum C 30
(z.B. Faust oder Schneeball auf das Auge).

Entzündung durch Sonne oder infektiös: -------------------------Belladonna C 30
Trockenheits- u. Völlegefühl, Pulsieren, hochempfindlich, eitriger Fluss.

Allergische Entzündung, juckend-brennend: ----------------------- Euphrasia C 6
durch warmen Wind im Frühjahr, die Augen „schwimmen“, die Tränen reizen die Haut, die Nase läuft dazu mild, lichtempfindlich.
< Abends im Liegen.

Augenschmerzen durch Überanstrengung ---------------------------------- Ruta C 6
durch langes Autofahren, Nachtarbeit, Mikroskopieren, PC-Arbeit.

Schmieraugen, rahmiges Sekret, ------------------------------------ **Pulsatilla C 30**
wenig Beschwerden, morgens verklebt
< abends, morgens,
> Kühle, im Freien.

Begleitende Maßnahmen:

1%ige Kochsalzauflagen, Euphrasia-Tee, feucht halten! Schwarzteebeutel auflegen, oder Waschlappen mit Schwarztee und 1% Kochsalz. Zunächst keine Augentropfen mit Antibiotika, Kortison oder gefäßverengender Wirkung!

D. Ohrenerkrankungen

Folgen von kaltem Wind, Temperaturabfall ----------------------- **Aconitum C 30**
heftig-plötzlich, typisch < 21.00 h, rasend unruhig.
Das erste Mittel!

Pulsierender Schmerz, hochroter Kopf, ------------------------- **Belladonna C 30**
berührungsempfindliches Ohr,
ärgerliche, reizbare, erregte
Grundstimmung, kalte Füße, evtl. mit hohem Fieber.
<< Rechts.

Vorwiegend links, nach Durchnässung, -------------------------- **Dulcamara C 30**
Baden, nasses Wetter.
> Wärme.

Schmerz, wie Pulsschlag nach nass-kalt,---------- **Ferrum phosphoricum C 6**
blass, schwach, mit Nasenbeteiligung
und Lymphschwellungen, Ohrgeräusche,
mäßiges Fieber, wenige Symptome,
unklares Bild. Abneigung von Wärme
am Ohr; Schmerz hält länger an und kommt
wieder. Verstopfte Nase und Mittelohr.
Schmerzen frühmorgens gegen 4 Uhr.

Akuter Tubenkatharrh. -- **Magnesium phos. C 30**
Ohrschmerz **ohne Fieber**,
aus „heiterem Himmel“ nach Wechsel von
kalt → warm, nach kaltem Bad; nervös
> warmer Ohrwickel.

Folgemittel, **wenn Eiterung droht** ------------------------------ **Hepar sulfuris C 30**
bis zum eitrig riechendem Ohrfluss;
heftiger Schmerz wie von
„Messer“, reizbar-zornig.
< Luftzug, geringste Kälte und Berührung.
> Wärme.

Heftige Schmerzreaktion, ist zornig, wütig, -------------------- **Chamomilla C 30**
eine Wange rot, eine blass. Zahnung, Folgen
von Zorn, will heftig getragen werden.
< rechts.

Eitriger Ohrfluss bei Scharlach -- **Aurum C 30**
Übelriechender eitriger Ausfluss.

Begleitende Maßnahmen:

- Im Beginn dem Verlangen entsprechend einen kühlen oder aufgewärmten Öltropfen (Olivenöl, evtl. mit etwas ausgequetschtem Knoblauch- oder Zwiebelsaft vermischt!) in das Ohr,
- äußerlich Zwiebelwickel unterstützend, oder Oleum levisticum ® eingeben.
- Keine Ohrtropfen; kein Wasserkontakt, wenn Ohrfluss von innen.

E. Nasenerkrankungen

Fließschnupfen tagsüber und im Freien, -------------------------- Nux vomica C 6
nachts verstopft;
< im warmen Raum,
< nach Durchnässung, Unterkühlung.
Überreizt, gestresst, luftzugempfindlich.
> Ruhe und Wärme.

Allergischer Fließschnupfen, der wund macht ----------------- Allium cepa C 6
(Nasenlöcher gereizt!) und durch Wärme ausgelöst wird, mit Kitzelhusten vom Kehlkopf ausgehend, in die Brust absteigend.
> Im Freien, in kühler Luft.

Völlegefühl, Verstopfung im Nasenwurzebereich ------ Sticta pulmonaris C 6
(immer Ausgang eines dann in die Bronchien absteigenden Infektes).
Immer Verlangen zu schnäuzen (ohne Erfolg).
< Nachts (Schlaf behindernd).
> Morgens (lockerer Auswurf).

Niesen und Schnupfen, sobald der Kälte ------------------------- Dulcamara C 6
ausgesetzt; nach Durchnässung;
schleimig gelbe Absonderung.
< Herbst. Wechsel warm → kalt.
> Wärme. Heiße Gesichtsumschläge.

Riecht nichts mehr, Nase nachts -------------------------------------- Pulsatilla C 30
verstopft, milde Absonderungen.
< Wärme
> Frischluft, Kühle, Bewegung.

Begleitende Maßnahmen:

- kühle Zimmerluft, nasse Tücher
- Kalte Füße wärmen.

- Wärme in den Nacken.
- Bei Verstopfung 1%ige (0,9% exakt bei Säuglingen) Kochsalzlösung einträufeln; für „Nasenfeuchte“ sorgen (Luft anfeuchten).
- Keine Nasentropfen mit Antibiotika, Kortison oder gefäßverengender Wirkung.

F. Halserkrankungen

Schwellung, Rötung, Entzündung---------------------------**Belladonna C 6 / C 30**
und Kloßgefühl, Trockenheitsgefühl,
ständiges schmerzhaftes
Schluckverlangen. Scharlach.

< Warme Anwendung äußerlich, rechte Seite.
> Kühle lokal.

Seitenstrangangina.--**Phytolacca C 6**
Typische Schwellung (violettrot) der
Rachenhinterwand. Schmerz ausstrahlend zum Ohr,
begleitend Gelenk- und Rückenschmerzen.

< Nachts.
> Kalte Getränke.

Eitrige Mandelentzündung mit ---------------------------- **Mercurius solubilis C 6**
übelriechendem Mundgeruch,
verstärkter Speichelfluss.
Nichts hilft! Schlechter Allgemeinzustand!
Durstig, klebrige Schweiße.

<< Nachts.

Schwellung und Schmerz wie Splitter oder------------------**Hepar sulfuris C 30**
Messerstich, drohende Abszessbildung,
Klumpengefühl im Hals.

< Jeder Luftzug.
> Wärme generell.

Wie Gräte oder Spitze im Hals. ---------------------------- **Acidum nitricum C 30**
Folge von Ärger, Streit.
Urin riecht scharf.
< Kälte, nachts
> Wärme, Ruhe.

Angina rechts ---------------------------- **Lycopodium clavatum C 30**
Nach geistiger Anstrengung, enttäuschtem
Ehrgeiz. Zieht von rechts nach links.

Angina links ---------------------------- **Lachesis C 30**
Nach Eifersucht, emotionaler
Erregung. Erstickungsgefühl.
Zieht von links nach rechts.
< Berührung.

Begleitende Maßnahmen:

- Bei äußerlichen Schwellungen Quarkumschläge alle 3 Stunden für **eine** Stunde direkt auf die Haut
- Innerlich Heilerde 3-5 x/Tag trocken oder in etwas Wasser gelöst in den Mund nehmen und schlucken! Gurgeln mit Salzwasser oder Salbeitee.
- Prosymbioflor® -Tropfen 5x5/Tag oder effektive Mikroorganismen.

G. Atemwegserkrankungen

Akuter Kruppanfall:

a) **typ. vor Mitternacht, plötzlich aus Schlaf,** ---------------------------- **Aconitum C 30**
trocken; nach Kälte, Kaltluft. Ruhelos, ängstlich,
greift sich an die Kehle beim Husten, Atemnot!
Trockene Luftröhrenentzündung, z.B. nach
Fahrt im offenen Wagen! Bronchitis mit
bellendem, lauten, trocken-heiserem Husten.
> Frische Luft und Beruhigung

b) **Bei Verschlechterung nach 0 Uhr, heiser,** ----------------------- **Spongia C 30**
krächziger Husten, Räusperzwang,
lauter hohler Husten mit zerreißendem
Kehlkopfschmerz, Engegefühl, Luftnot beginnt.
\> Trinken.

c) **im Sommer, nach Überhitzung,** ------------------------------------ **Bromum C 30**
nach Überanstrengung, nachts,
\> am Meer

Bronchitis bis zur beginnenden ------------------------------------ **Belladonna C 30**
Lungenentzündung bei **Erkältung** nach
Überhitzung und Schwitzen,
nach Haareschneiden.
Husten krampfig-bellend-hart und mit rotem
gestautem Gesicht. Beim Husten berstende
Kopfschmerzen, Weinen vom Husten, evtl.
blutiger Auswurf.

Grippehusten, Bronchitis, --- **Bryonia C 6**
Rippenfellentzündung, Lungenentzündung
nach Abkühlung bei Überhitzung.
Husten trocken, schmerzhaft stechend,
Wundgefühl in der Brust, Oberbauchschmerzen.
< Durch geringste Bewegung, durch Tiefatmen,
<< rechts.
\> Ruhig liegen auf schmerzhafter Seite.

Keuchhusten (vergl. X.3.) -- **Drosera C 30**
Husten aus der Tiefe in sich steigernden
Anfällen bis zum Brechwürgen.
Gesicht blau-violett im Anfall,
evtl. Nasenbluten, kaum Auswurf, heiser.
< Nachts, nach 0.00 h.
\> Tagsüber.

Grober Rasselhusten, Krampfhusten. ---------------------------- **Ipecacuanha C 6**
Viel Schleimbewegung beim Atmen
und Husten mit spärlichem Auswurf wegen
spastischer Bronchialerregung.
Saubere Zunge. Dauerübelkeit.
Brechwürgen. Übellaunigkeit.

Feiner, tiefsitzender Rasselhusten ---------- **Antimonium tartaricum C 6, C 30**
(Bronchopneumonie) mit Erschöpfung,
Kräfteverfall und Blässe. Zu schwach
zum Aushusten, erschöpfendes
schmerzhaftes Brechwürgen nach Husten.
Zäher Schleim. Zunge dick weiß belegt.
> Im Sitzen (Atmung leichter).

Asthma nachts anfallweise, -------------------------------------**Sambucus nigra C 30**
der Kleinkinder, mit Schweißausbruch
am gesamtenKörper, erschreckt,
geräuschvolle Einatmung, Keuchen.
< Ruhe, Liegen, kalte Luft. Nach 0 Uhr.

Begleitende Maßnahmen:

- Keine Brusteinreibungen mit Arzneisubstanzen!
- Nur physikalische Wickel (Öl-, Kartoffel-, Zitronenwickel).
- Akut: Quarkwickel bei fieberhaftem Rasselhusten.
- Das Trinken erhalten und nutzen (Thymiantee).

Bei reduziertem Allgemeinzustand einen Arzt hinzuziehen!
(Siehe auch: „Wickel und Auflagen" - F. Fichler, Verein für erweitertes Heilwesen e.V., Bad Liebenzell).

H. Magen-, Darmerkrankungen

a) Magen:

Verdorbener Magen durch zu vieles,------------------------ Nux vomica C 6, C 30
schweres, unbekömmliches Essen,
zu viel Alkohol, morgendliche Schwere,
Übelkeit und Erbrechen.

Magenbeschwerden durch ------------------------------------ Arsenicum album C 30
Lebensmittelvergiftung (verdorbenes Fleisch,
Wurst, Fisch), elender Zustand!
Nächtliche Unruhe, Schwäche,
kaltschweißig, durstig (ständig kleine Mengen).
Erbricht sofort alles!

Magenschmerzen der Erschöpften! ----------------------- Carbo vegetabilis C 30
Oberbauchvölle, Roemheld-Syndrom
(=Herzprobleme und Luftnot nach dem
Essen). Müde, schläfrig, wie Dämmerzustand.
< Nachts, flach Liegen.

Verdorbener Magen durch Eis, -- **Pulsatilla C 6**
Kuchen oder Fettgebackenes.

Magenbeschwerden durch fremde ------------------------------------- Okoubaka D 1
(oder verdorbene) Nahrung auf Reisen.
Kann vorsorglich eingenommen werden.
Bei Chemotherapie.

b) Bauchschmerzen

Kolikschmerz in Wellen, --- Coloncynthis C 30
muss sich krümmen und fest in den Bauch drücken;
Folge von Kälte oder Obstgenuss in heißer
Jahreszeit; Folge von Ärger (Gallenkolik).
> Wärmewickel, fester Druck, Krümmen

Stechende Schmerzen, die zur -- **Bryonia C 30**
Ruhehaltung zwingen, hochgradige
Berührungsempfindlichkeit! Beginnende
Bauchfellentzündung, Blinddarmentzündung. Vorsicht!
< Wärme.
>> Ruhe, feste Position.

Bauchschmerzen der Kleinkinder ---------------------------------- **Chamomilla C 30**
in der Zahnungszeit. Überempfindlich für Schmerz!
Reagiert hysterisch überdreht, ungeduldig, zornig.
Muss im Arm herumgetragen werden. Eine Wange
rot, die andere blass. Durchfall wie „gehackte
Eier“ und „riecht wie faule Eier“.

Nabelkoliken der Kleinkinder ------------------------ **Calcium phosphoricum C 30**
Lymphatische Schwellungen auch
am Hals. Isst schlecht. Schmerzen
< nach dem Essen.
> Wärme, Massieren.

Rechtsseitige Oberbauchschmerzen --------------------------- **Lycopodium C 30**
Blähungsschmerzen, Gallenschmerzen,
Gallensteine, Nierensteine rechts.
< Druck, enger Gürtel,
> rechts liegen, Wärme.

c) Darm

Verstopfung auf Reisen, nach Reisestress, ------------------- **Nux vomica C 30**

Überreizung bei untätigem Darm, ---------------------------------- **Nux vomica C 6**
(Nach Operationen: **D 6**)

Verstopfung der Säuglinge, ---------------------------- **Calcium carbonicum C 30**
auf Reisen, bei Ortswechsel.
Träge, frostige, schweißige Personen.

Durchfall mit Erbrechen und Kollaps ---------------------- **Veratrum album C 30**
zeitgleich, dabei Eiseskälte, kalter Schweiß und Wärmeverlangen! Wässrig-flockiger Stuhlabgang, Verlangen zu liegen! Durst auf kalte Getränke.

Lebensmittelvergiftung -- **Arsenicum album C 30**
Bei Versagen von Veratrum, wenn die Hinfälligkeit zunimmt; der Stuhl faulig-aashaft riecht, Krämpfe und Brennen am After auftreten, Trockenheit, Schwäche.

Reisedurchfall in den Südländern, ------------------- **Acidum phosphoricum C 6**
wässrig unverdaut und **schmerzlos**, schwächend bis zur Gleichgültigkeit, Durst auf Erfrischendes, Fruchtsäfte.

Explosiver „Hydranten"-Stuhl, ----------------------------------- **Podophyllum C 30**
frühmorgens, schmerzlos, schwächend, mit Darmvorfall,
< vormittags,
> nachmittags.

Begleitende Maßnahmen:

- Fasten! Teepause, milder Schwarztee mit Salz- und Traubenzuckerzusätzen
- Elektrolytlösungen zum Ersatz (der WHO, siehe hier unter Fernreisen).
- langsame Aufbaukost mit Kohlenhydraten (Zwieback / Knäckebrot), dann gedünstetes Gemüse, zuletzt Fett, Eiweiß.
- Immer günstig: **Reis!**

I. Harnwegserkrankungen

Plötzlicher Beginn nach Kälteeinwirkung, ------------------------- Aconitum C 30
brennende Schmerzen, Harndrang,
< nachts mit Angst vor der Entleerung.
Deswegen sehr unruhig!

Fiebrige Hitze und Schweiß, ---Belladonna C 30
mit Brennen am Blasenhals, Völlegefühl,
Harnverhaltung. Erschütterungsempfindlich.
Verlangen nach warm zudecken. Rotes Gesicht.
Kalte Füße.

Brennen beim und nach dem Urinieren, ---------------------------- Cantharis C 30
Gefühl, wie Feuer. Ständiger heftiger
Harndrang, Krämpfe der
Blase, Urin spärlich und blutig.
Hauptmittel.

Folge von Durchnässung und kalten Füßen ------------------------- Pulsatilla C 6
auf kaltem Boden gesessen; Druck und Kolik
vor dem Urinieren, Krampfschmerz nach dem
Urinieren und noch lange danach anhaltender
Harndrang! Frischluft- und Bewegungsbedürfnis,
Wärme unverträglich.
< Nachts, im Liegen.
> Tagsüber in Bewegung.

Reizblase nach Kälteexposition, nach **-------------------------------- Dulcamara C 6**
Durchnässung, Harn trüb und schleimig.
> Wärme.

Reizblase durch nervöse Lebensbelastung, ---------------------Nux vomica C 6
nach Kaffee, Alkoholika, nach
geringer Kälteeinwirkung. Stressfolge.
> Wärme und Ruhe.

Nierenkolik ---------- **Colocynthis C 30**
Wenig konzentrierter rötlicher Urin.
< Rechte Seite.
> Wärme, Bauch fest eindrücken, Krümmen!

Ziehende Nierenschmerzen, dumpf und tief ---------- **Berberis C 6**
empfunden, weite Ausstrahlung!
Hüftschmerzen beim Urinieren, Urin schleimig,
rötliches Sediment (Nierengries, Nierensteine).
< Linke Seite.

Begleitende Maßnahmen:

- Preiselbeersaft 3x/Tag, Cranberries.
- Unterkörper und Füße warm und trocken halten!
- Flüssigkeitszufuhr (bei Blasenentzündung: z.B. Foliae uvae ursi (= Beerentraubenblätter), 1 Teelöffel pro Tasse kalt ansetzen, 12 Std. - stehen lassen, abseihen und nach Bedarf wärmen und süßen: 3 x/Tag)
- Zur Ausscheidungserleichterung von Gries, Steinen: heiße Bäder, warmes Bier, heißen Kamillentee in Trinkstößen, heiße Wickel.

J. Herz- und Kreislauferkrankungen

Akuter Herzschmerz, plötzlich, heftig ---------- **Aconitum C 30**
mit Todesangst.

a) Kreislaufschwäche mit Kälte, ---------- **Veratrum album D 4**
kaltschweißig.

b) Kollaps beim Aufrichten, ---------- **Veratrum album C 30**
bei plötzlichen Lageveränderungen
(beim Zahnarzt, nach gynäkologischer
Behandlung oder ähnliches) mit
Kaltschweißigkeit und Wärmeverlangen.

Sterbenselend, muss liegen und ---- **Tabacum C 30**
Augen schließen,
Kühleverlangen, durstlos, Schwindel, muss Kragen
öffnen und verlangt Frischluft.
< Passivbewegung (z.B.Schiff).

Herz wie von einer eisernen Faust gepackt. ---- **Cactus C 30**
Herzenge, akuter Herzinfarkt.

Herzschmerz strahlt weit in den ---- **Latrodectus mactans C 30**
linken Arm aus. Akuter Herzinfarkt.

K. Das seelische Trauma. Störungen des Gemüts

Folge von Schreck, Schock, Panik, ---- **Aconitum C 30**
plötzlich und unvermittelt. Schlaflos und erregt.
Angst. Todesangst. Angst zu ersticken.

Folge von akuter Erregung, ---- **Ignatia C 30**
Kummer z.B. familiärer Todesfall,
Liebeskummer, unfassbar,
unfähig, überhaupt einen Gedanken zu fassen.
Krampfhaftes Schluchzen und Weinen schon
bei Erinnerung an das auslösende Ereignis.
Schlaf unterbrochen, Grübeln.
< Trost.
> Ablenkung.

Folge von Ärger bei enttäuschtem Ehrgeiz ---- **Nux vomica C 30**
Reizbar, Ungeduld.
< Lärm, Kritik.

Folge von enttäuschtem Ehrgeiz ---- **Lycopodium clavatum C 30**
Selbstwertzweifel, will der Beste sein.
Kann nicht verlieren. Wird wütend!

Folge von Zorn und Ärger------------------------------**Staphisagria C 30**
mit **stiller** innerer Empörung und Entrüstung.
Folge von Demütigung, Kränkung.
Erregungszustand. Bluthochdruck.
Zahn-, Magenschmerzen, Schlaflosigkeit.

Praemenstruelle Reizbarkeit------------------------------**Sepia C 30**
mit Traurigkeit, möchte allein sein,
niedrige Reizschwelle. Unterleibdruck,
wie von Kugel, Verstopfung.
> Wärme, heiße Bäder.

Prüfungsangst und Erwartungsspannung. ------------------ **Argentum nitr. C 30**
Neigung zu Durchfällen bei Erregung.

Lampenfieber und Denklähmung, ------------------------------**Gelsemium C 30**
wenn es darauf ankommt. Angst,
in der Öffentlichkeit zu reden.
Zittrig, ungeschickt, Harndrang.
< Darandenken.

Gemütsstörung durch Tadel.------------------------------**Pulsatilla C 30**
Bei launischen und weinerlichen Menschen,
die schlecht allein sein können! Verlassenheitsgefühl.

Alter Kummer löst sich nicht.------------------------------**Natrium muriaticum C 30**
Opfert sich und erschöpft.
Macht anderen Vorwürfe.
Kann nicht weinen.
< Trost.
> Allein.

Heimweh, Liebeskummer, ------------------------------ **Acidum phos. C 30**
geistig müde. Will liegen und schlafen.
Gleichgültig. Mag Kino, Fernsehen.
Erschöpft von geistiger Arbeit
Verl.: Obst, Erfrischendes, Fast-food

Burn-out! Nichts geht mehr. ---------- Aurum mur. C 30

Schwermütig, keine Lebensfreude,
trocken, verstopft. Schlaflos.

Schwere Depression, Suizidgedanken ---------- Aurum C 30

Schlaflos, Selbstvorwürfe.
Aller Erfolg sei wertlos. Im Diesseits
keine Lebensfreude mehr.
> Tagsüber, bei Licht, Sonne, Wärme.
Will allein sein, Abneigung Gesellschaft.
(Darf nicht alleine sein, ständige Begleitung erforderlich!)

Erschöpfung nach Depression ---------- Zincum phos. C 6

nach Psychopharmaka.

Schlaflos nach Stress, nach ---------- Zincum val. C 6, D 4

Nacht- oder Schichtarbeit.
Einschlafstörung. „Je müder desto schlaflos“

Krank, schlaflos, übererregt ---------- Coffea C 30

nach übermäßiger Freude. Hellwach statt Schlaf.

und nochmals:

Wenn Sie bereits in homöopathischer Behandlung stehen, vermeiden Sie diese zusätzlichen Arzneieinnahmen oder halten Rücksprache. Ausnahmen sind akute Verletzungen, Unfälle und Operationen.

XIII. Literatur

(1) Graf, F.: Die Impfentscheidung, 3. Aufl., Sprangsrade-Verlag, Ascheberg, 7/2007

(2) Die BCG- Impfstudie in Madras 1969-72 zeigte die bessere Ge-sundheit bei nicht geimpften Kindern; Trial of BCG vaccines in south India for tuberculosis prevention: first report, Bulletin of the World Health Organisation, 57 (5): 819-827, 1979. Die erste Ver-öffentlichung in Deutschland kam 1998 in Der Kinderarzt, 29 Jg. (1998), Nr.9, S. 966. Ende der Stiko-Empfehlung für BCG 3/98.

(3) Über 1500 Kinder in Guinea-Bissau (1980-1986) erlitten durch die 4-fach Impfung (Diphtherie, Tetanus, Keuchhusten, Polio) eine beinahe Verdoppelung (80% mehr) der Todesfälle an den gängigen Krankheiten vor Ort gegenüber den ungeimpften Kindern. Bei uns wird zwar weniger gestorben nach Impfung, aber die chronischen Krankheiten nehmen entschieden zu. Aaby, P. et al.:in British Me-dical Journal, Bd. 321, S. 1435, 20

(4) AT 2006, Jg. 37, Nr.12, S.117-119, HPV Impfstoff Gardasil.

(5) Zu der Pneumokokkenimpfung siehe im AT Jg.37, 10/2006, S. 87-89

(6) Arznei-telegramm (AT) 4/2007, 38.Jg., 31.3.2007

(7) Albonico, H.-U., Hirte, M.: Impfungen - ein weiterhin ungelöstesProblem; SchwzÄz, Nr.2 (2005), 86, S. 1202-1210

(8) Zunahme von Krebs bei Kindern in Europa: Deutsches Krebsregister im Deutschen Ärzteblatt Jg. 102, Heft 20, 20.5.2005, S. A1421-1422

(9) Masern in Alaska: Arenz, S., im Dt. Ärzteblatt Jg.101, Heft 26, 25.6.2004, S.A1895

(10) Graf, F.: Homöopathie und die Gesunderhaltung von Kindern und Jugendlichen, Sprangsrade-Verlag, 24326 Ascheberg, 2003

(11) Graf, F.: Konzept der Gesunderhaltung oder wie reduzieren Sie das Risiko Krebs, Sprangsrade-Verlag, 24326 Ascheberg , 2006

(12) „Doppelte Tragödie: Trauer während der Schwangerschaft kann Un geborenes belasten." SZ Nr.30, 5.2.08, S. 18.

(13) Vorteile der Grippeimpfung werden überschätzt: Studie Uni Seattle 1995-2003 an über 72.000 älteren Menschen über 65 Jahre Alter, die zu 2/3 geimpft; SZ, Nr.3 vom 4.1.2006, Seite 9

(14) HPV Impfstoff Gardasil®: Nutzen zu hoch eingeschätzt? at 2007, Jg.38, Nr.6, S.57-58
(15) Wassermann, O.: Der Mensch in einer komplexen Schadstoffsituation, Vortragsband der interdisziplinären Woche an der Muthesiusschule 4/02 in Kiel.
(16) Mutter, J.: Amalgam - Risiko für die Menschheit; fit fürs Leben Verlag, 71256 Weil der Stadt, 3. Aufl., 2002, S.34
(17) Sitzmann, F.C.: Impfungen - State of the Art und aktuelle Empfehlungen, H. Marseille Verlag, München, 1998 (Seite 20, falsche Kontraindikationen)
(18) Graf, F.: Kritik der Arzneiroutine bei Schwangeren und Kindern, Sprangsrade-Verlag, Ascheberg
(19) Graf, F.: „Ganzheitliches Wohlbefinden - Homöopathie für Frauen“ Herder-Verlag, Freiburg
(20) Graf, F.: Homöopathie unter der Geburt,, Sprangsrade-Verlag, 24326 Ascheberg,
(21) Marcovich, M./de Jong, Th. M.: Frühgeborene - zu klein zum leben? Die Methode Marina Marcovich. Fischer Taschenbuch, Frankfurt/M., 1999 ISBN 3-596-13698-9
(22) Braun, A., Epidemiologische Indizien zur Iatrogenese des Heuschnupfens. Vortrag 14.10.95 vor dem Wilseder Forum. Zeppelinstr. 1, 82008 Unterhaching
(23) Vorbeugung und Behandlung von Fieberkrämpfen. Arzneitelegramm 2000,Jg 31, Nr 5, S. 43-45.
(24) Huber, Walter : Impfstoffe, eine unterschätzte Quecksilberbelastung. In EU.L.E.N-Spiegel,5.Jahrgang, Nr 2, 22.3.99, S. 9-11.
(25) Tetanus in Deutschland. Information aus dem Robert-Koch-Institut, Berlin, in „Der Kassenarzt“, 11-98.
(26 FSME: Was ist gefährlicher - ein Zeckenbiss oder die Impfung, arznei-telegramm 6/91, S. 50, Petzower Str. 7, D - 14109 Berlin (Institut für Arzneimittelinformation)
(27) Bundesinstitut für Arzneimittel und Medizinprodukte zu Amalgamen: „Unbedenklich“, in Kassenarzt 23, 2003, S. 42.
(28) Dr. Jürgen Wettig über die „Eltern-Kind-Bindung: Kindheit bestimmt das Leben“, in DtschÄrztebl 2006; 103 (36); A 2298-2301.
(29) Remo Largo, Uni Kinderklinik Zürich in SZ Nr.281, 6.12.06, S. 18.

(30) SSPE häufiger durch Impfungen: Dyken, PR et al., Ment Retard Dev Disabil Res Rev 2001; 7(3): 217-225
(31) Aegis impuls, 4/2007, Nr.32, 8.Jahrgang, S.22
(32) Gemeldete andere bakterielle Meningitiden in den Ländern und Berlin 2000 ohne Meningokokken. Schleswig-Holsteinisches Ärzteblatt 8/2002, S.43.
(33) Masern auch bei gegen Masern Geimpften. Bericht über die Masern-Epidemie im Wallis / Schweiz, Frühjahr 2003. Schweizerische Ärztezeitung 2003, 84, Nr. 27, S. 1439-1443.
(34) Ärztliches Journal, 4. Jahrgang, Nr. 11/97, S. 331

XIV. Impfkritische Literaturempfehlungen

- **Buchwald, Gerhard: Impfen, das Geschäft mit der Angst. Emu-Verlag, Lahnstein 1994 und Knaur-Verlag, München,1977**

- **Petek-Dimmer, A.: Kritische Analyse der Impfproblematik, Band 1 und 2, Verlag Aegis, Littau / Schweiz, 2004**

- Aegis-Impuls, fortlaufende Schriftenreihe. In D über **www.irl.de**, in A: **www.aegis.at**, in CH: **www.aegis.ch**

- „Impfen – Grundlagen für einen persönlichen Impfentscheid", Stiftung Konsumentenschutz, SKS, Postfach, 3000 Bern 23, Schweiz.

- "Impfen, Routine oder Individualisation", Arbeitsgruppe für differenzierte Impfungen, Postfach, CH – 3000 Bern 9.

- Delarue, F + S „Impfungen - der unglaubliche Irrtum",1998, Hirthammer-Verlag, München

- Grätz,J.F.: Sind Impfungen sinnvoll? 1994,Hirthammer-Verlag. München.

XV. Adressen und Links

Komplette Zusammenstellung aller hier in diesem Buch erwähnten homöopathischen Arzneien (nach Dr. F. Graf) in einer handlichen Taschenapotheke zu beziehen über:

Hof Apotheke am Markt
Svea Dethlefs-Grüner
Am Markt, D-24306 Plön
Tel.: (0049) 04522-74090
Fax: (0049) 04522-740919
e-mail: apotheke@hof-apotheke.de
www.hof-apotheke-ploen.de

Andere Zusammenstellungen von homöopathischen Haus- und Reiseapotheken können bezogen werden über:

Bahnhof-Apotheke Kempten, Herr Dietmar Wolz
Bahnhofstrasse 12
Tel.: 0049-831-522661
Fax: 0049-831-522-6626
www.bahnhof-apotheke.de

Fa.Schumann/Partner,
Speelberger Str.49,D-46446 Emmerich
Tel: (0049) 02822-53321
Fax (0049) 02822-53425
Sim Cur_Schupa_@ t-online.de
Und über die Apotheken.

Weitere Adressen:

aegis in D, A, CH.
www.aegis.de (oder.at, .ch)

Efi, Eltern für Impfaufklärung
Angelika Müller
Sankt Stefan-Strasse 31
D - 86316 Augsburg
www.efi-online.de
efi @ efi-online.de

Schutzverband für Impfgeschädigte e.V.
Beethovenstrasse 27
58840 Plettenberg
Tel.:0049-2391-10626
Fax.: 0049-2391-609366
www.impfschutzverband

Homöopathie, Naturheilmethoden

1. Bundesverband Patienten für Homöopathie
Burgstrasse 20
37181 Hardegsen
Tel.: 05505/10 70
Fax: 05505/95 96 66
info@bph.de

2. Deutscher Zentralverein homöopathischer Ärzte e.V. (DZVhÄ)
Geschäftsstelle: Am Hofgarten 5, 53113 Bonn
Tel.: 0049-228-2425330
Fax: 0049-228-2425331
www.dzvhae.de

3.Verein Natur und Medizin
(Dr. Veronika Carstens)
Am Deimelsberg 36
45276 Essen
www.naturundmedizin.de

Schwangerschaft, Geburt, Wochenbett

Bund Deutscher Hebammen e.V.
Gartenstrasse 26
D- 76133 Karlsruhe
Tel.: 0049-721-98189-0
Fax: 0048-721/ 98189-20
www.bdh.de
info@bdh.de

Bund freiberuflicher Hebammen (BfHD)
Kasseler Strasse 1a
60489 Frankfurt
Tel.: 0049-69-79534971
Fax: 0049-69-79534971
www.bfhd.de

Stillen

Übersicht in: www.stillen-info.de
Hebammenverbände (siehe oben)

La Leche Liga Deutschland (und andere nationale Verbände)
Gesellenweg 13
D-32427 Minden
Tel.: 0049-571-48946
Fax: 0049-571-4049480
www.lalecheliga.de

Arbeitsgemeinschaft freier Stillgruppen e.V. (AFS)
Bornheimer Strasse 100
D-53119 Bonn
Tel.: 0049-228-3503871
Fax: 0049-228-3503872
Hotline: 0180-5-7845536
www.afs-stillen.de

Berufsverband Deutscher Laktationsberaterinnen IBCLC e.V.
Hildesheimer Strasse 124 E
D-30880 Laatzen
Tel.: 0049-511-87649860
Fax: 0049-511-87649868
www.bdl-stillen.de

Österreich

Österreichische Gesellschaft für homöopathische Medizin
Mariahilferstrasse 110
A-1070 Wien
Tel.: 0043-1-52657575
Fax: 01-52675754
www.homoeopathie.at

Österreichisches Hebammengremium
Ketzergasse 129/8/4
A- 1230 Wien
Tel.: 0043-664-5057246
www.wien.hebammen.at
wien@ hebammen.at

Schweiz

Schweizerischer Verein homöopathischer Ärztinnen und Ärzte
(SVHA/SSMH/SSMO)
Dorfhaldenstrasse 5
CH-6052 Hergiswil
Tel.: 0041-41-6300760
Fax: 0041-41-2803036
www.swiss-homoeopathy.ch
sekretariat@svha.ch

Schweizerischer Hebammenverband
Rosenweg 25 C
CH - 3000 Bern 23
Tel.: 0041-31-3326340
Fax: 0041-31-3327619
www.hebamme.ch
info@hebamme.ch

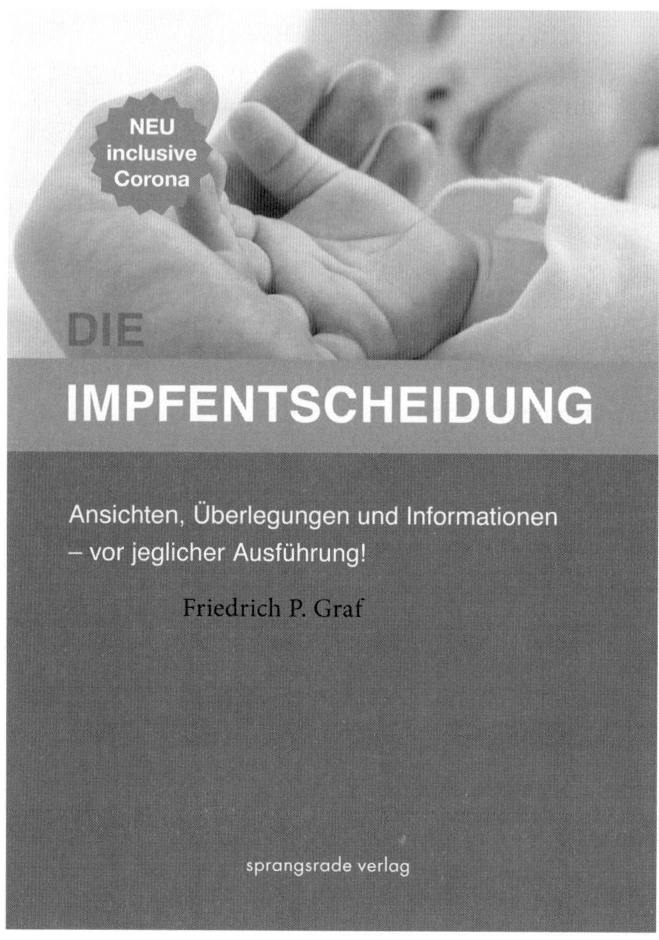

226 Seiten, Paperback 7. Auflage 2021, ISBN 978-3934048478, 19,90 Euro
Dieser wichtige Impfratgeber zeigt in ausführlicher Form die Gefahren von Impfungen auf und gibt Ratschläge zum alternativen Umgang. Eine sehr empfehlenswerte Broschüre von einem Arzt der in seiner Praxis schon viele sehr gesunde, weil ungeimpfte Kinder gesehen hat. Im Vordergrund stehen grundsätzliche Bedenken gegen das Einspritzen von Fremdsubstanzen in ein noch unbekanntes Lebens- und Abwehrsystem. Denkbare Schäden können Anschließend nicht mehr korrigiert werden.

Deutlich erweiterte Neuauflage der "Impfentscheidungen". Aus der Broschüre ist nun ein richtiges Buch geworden, mit einem mehr als 3fachem Umfang. Hinzugekommen sind neue Impfungen, wie beispielsweise die HPV-Impfung, und alte Themen wurden überarbeitet, aktualisiert und erweitert.

Klappentext:

Eines ist klar: Impfen macht krank! Das ist auch beabsichtigt. Unklar und umstritten ist nur, wie sehr. Bis heute sind keine Studien von Ungeimpften gegen Geimpfte veranlasst worden, die viele unheilvolle Diskussionen beenden könnten. Man will es wohl nicht wissen. Das ganze Impfprogramm könnte zusammenbrechen. Da keiner richtig weiß, was nach der Spritze geschieht und nur Statistik zur Aussage gebracht wird, bleiben wichtige Fragen ungeklärt. Dass dann noch die Augen und Ohren verschlossen werden, wenn Betroffene Impffolgen einklagen, wenn Impfausweise bei Erkrankungen nicht angeschaut und bei anderen Untersuchungen nicht einbezogen werden, dann gute Nacht, moderne „Wissenschaft". Dann können nur noch Propaganda, Werbung und Angstkampagnen helfen, die Umsätze zu steigern. So etwas funktioniert heute auf Kosten der Volksgesundheit! Impfungen sind Körperverletzungen, über die jeder für sich selbst und für seine Kinder mit entscheiden muss. Injektionen können nicht rückgängig gemacht werden. Was anschließend passiert, ist wenig beinflussbar. Hier sind frühzeitige Abwägungen gefragt, die nicht allein der Aufklärung durch die Herstellerfirmen überlassen werden können. Dabei haben wir heute ganz andere Nöte als die Impfkrankheiten. Bei Allergien, bei Rheuma und bei Krebs nützen die Impfungen nicht, sondern schaden und sind vermutlich hier in wesentlicher Mitverantwortung. Entscheiden müssen Sie selbst, wie Sie sich und Ihre Kinder heute gesund erhalten wollen. Die vorliegenden Ausführungen sollen Ihnen helfen, zu warten und zu schauen, wie anders und vorteilhaft die Entwicklung ohne Impfungen ist. Das bedarf eines gewissen Widerstandes, der aber stets und bei jeder Krankheiten notwendig ist. Man kann nicht früh genug anfangen, das zu trainieren."

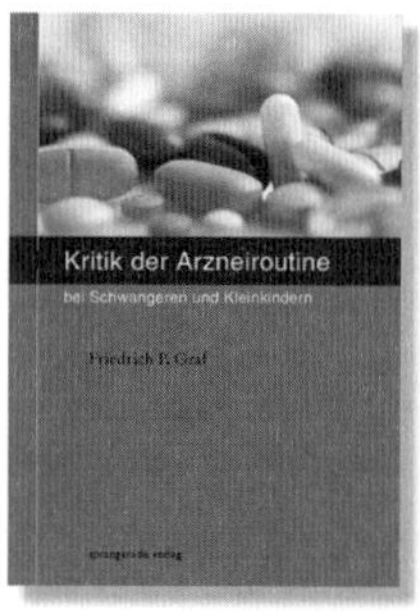

„Kritik der Arzneimittelroutine bei Schwangeren und Kleinkindern"

Medizin ist heute fest in der Hand der Wirtschaft. Medikamentenumsätze steigen, wenn gesunde Menschen zu Patienten gemacht werden. Die Methode ist das Androhen von Gefahren und das Produzieren von Ängsten, die zur Vorsorge mahnen. Nur so lässt sich verstehen, warum gesunde Schwangere und Kleinkinder heute mehr Arzneien nehmen
als jemals zuvor. Jede einzelne Verordnung wird als unerlässliche Notwendigkeit herausgestellt. Mit Folsäure, Jod, Magnesium, Eisen und mit Vitamin K, Vitamin D und Fluor starten Menschen heute in ihr junges Leben. Hinzu kommen unzählige Impfungen in routinemäßiger Systematik. Wie soll ein Kind da noch gesund bleiben können? Wo bleibt die Verantwortung für die Zukunft unserer Kinder?
Auf alle Routineverordnungen kann verzichtet werden, keine einzige ist zwingend notwendig! Dieses Buch klärt auf, wo der Sinn und der Unsinn dieser Arzneigaben liegt. Danach möge jeder für sich selbst entscheiden. Buch: 18 Euro

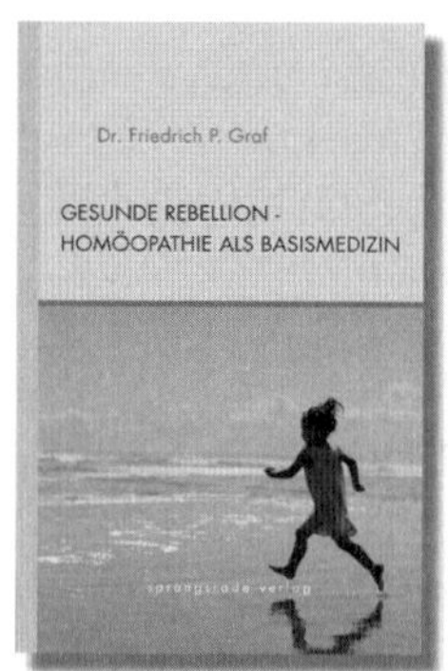

NEU!
Gesunde Rebellion - Homöopathie als Basismedizin

Dieses Buch ist ein Plädoyer für einen ganzheitlichen und nachhaltigen Umgang mit unserer Gesundheit. Auf der Basis der klassischen Homöopathie und bewusster Lebensstilentscheidungen gelingt ein Weg der Gesunderhaltung von Schwangerschaft und Geburt an bis ins hohe Alter, der die Selbstheilungskräfte stärkt und der Schulmedizin höchstens komplementär bedarf.

Der Autor Dr. Friedrich P. Graf gibt auf der Grundlage seiner 40jährigen Erfahrung als Arzt mit dem Schwerpunkt Homöopathie Einblick in die Grundlagen und die erfolgreiche Anwendung homöopathischer Arzneien. Mit seinem umfassenden Ansatz zeigt er eindringlich auf, dass in Zeiten des Disstress, des Zeitdrucks und zunehmender Umweltbelastungen ein nachhaltiger Umgang mit unserer Gesundheit immer notwendiger wird und welchen Beitrag die Homöopathie als Basismedizin zu leisten vermag. Die Zunahme von chronischen Erkrankungen, Autoimmunerkrankungen, des psychischen Ausgebranntseins und dem Krebs mahnt zur Vorsicht, aber auch der Umgang der Schulmedizin mit ihren Patienten. Wenn es gelingt, sich von diesem medizinischen System unabhängiger zu machen, dann hat das heute angesichts so vieler Widerstände den Charakter einer individuellen Rebellion, die allerdings zu einer guten Nachhaltigkeit, zu einer besseren Gesundheit und Zufriedenheit führt.
Hardcover, 676 Seiten, ISBN 978-3934048331, 49,90 Euro

Homöopathie und die Gesunderhaltung von Kindern und Jugendlichen

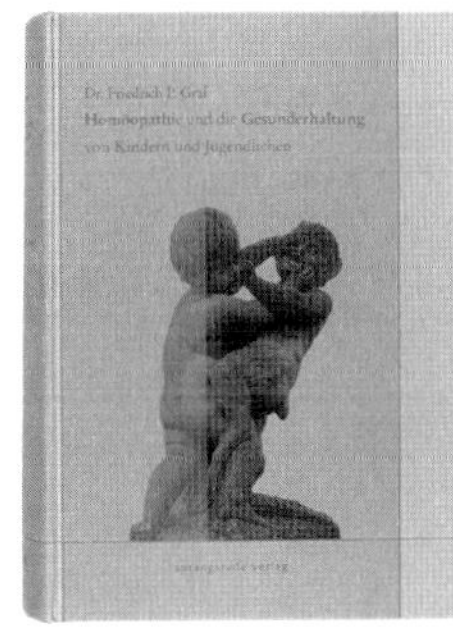

Die gesundheitliche Zukunft unserer Kinder ist alles andere als rosig: Mehr als jedes zweite Kind wird schon heute zum Allergiker mit den verschiedensten Ausprägungen. Diese neuen „Seuchen“ erfordern eine frühe Vorsorgestrategie zur Verhinderung. Das benötigen wir auch für das Übergewicht, den Bluthochdruck und für die Krebszunahme oder für die Suchtgefährdung, die Konzentrations- und Bewegungsstörungen, die heute so viele Kinder zu Patienten werden lassen. Die Wurzeln dieser chronischen Störungen liegen im Lebensbeginn! Wenig ist über Ursachen bekannt. Nur, wenn alles so weiter läuft, kann jeder sich ausrechnen, wie sehr auch seine Kinder als Patienten heute und in Zukunft von der konventionellen Medizin abhängig werden! Diagnostische Methoden werden stets verbessert, Heilung indes immer unwahrscheinlicher!

Die Homöopathie bietet einen anderen Weg, den der Optimierung der eigenen Fähigkeiten, das Leben zu meistern! Verlässlich wird die eigene Lösung von gesundheitlichen Problemen, so wie diese in der Kindesentwicklung altersgemäß auftreten. Durch die Hilfe zur Selbsthilfe wachsen starke Persönlichkeiten heran. Verlangt es in heutiger Zeit doch einigen Mut und Selbstbewusstsein, von den vorgezeichneten Pfaden abzuweichen und sich andere Vorsorge zu leisten. Mit diesem Ratgeber soll ein ganzheitliches Konzept angeboten werden, um von Schwangerschaft und Geburt an die Gesunderhaltung heute und für die Zukunft erfolgreich zu gestalten!
ISBN 3-934048-01-3, 814 Seiten, 69 Euro

Homöopathie und die Gesunderhaltung von Frauen

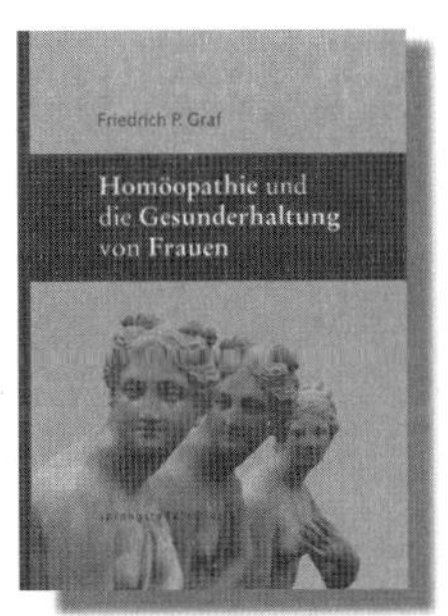

Frauengesundheit ist heute bedroht von Hormonverordnungen, vielen unnötigen Arzneigaben, Impfungen, Unterdrückungsbehandlungen und unzähligen Umweltgefahren. Die konventionelle Medizin handelt wirtschaftlich orientiert und bezogen auf die individuelle Gesunderhaltung konzeptlos. Dadurch nehmen die chronischen Leiden bei Frauen zu bis in das Desaster der Krebserkrankung. Die Homöopathie bietet ein Konzept aus der Erfahrungsmedizin an, wie Frau ohne die Schulmedizin gesund bleiben kann, wie langfristig chronische Krankheiten und das Krebsleiden seltener und unbedeutender werden. Dieser Weg richtet sich zwar gegen den Mainstream, ist aber für jede einzelne Frau vorteilhafter. Hierauf konzentriert sich dieses Buch.
Hardcover 736 Seiten, ISBN 978-3-934048-06-5, 69Euro

Bestellung: Sprangsrade Verlag Hof Sprangsrade, 24326 Ascheberg
Tel.: 0 45 26-38 07 04, www.sprangsrade.de, verlag@sprangsrade.de